高等卫生职业教育护理专业"双证书"人才培养纸数融合系列教材

供护理、助产等专业使用

附数字资源增值服务

康复护理

KANGFU HULI

主　编　成育玲　张智慧

副主编　舒　成　孙学明　仝慧娟　侯晓雪

编　委　（以姓氏笔画为序）

仝慧娟　沈阳医学院

成育玲　山西医科大学第六医院

孙学明　河套学院

杨　祎　铁岭卫生职业学院

张智慧　枣庄科技职业学院

侯晓雪　铁岭卫生职业学院

舒　成　湖北航天医院

蓝花红　上海中侨职业技术大学

华中科技大学出版社
http://www.hustp.com
中国·武汉

内 容 简 介

本教材是高等卫生职业教育护理专业"双证书"人才培养纸数融合系列教材。

本教材共分为六章,主要内容包括绪论、康复治疗的理论基础、康复护理评定、常用康复护理技术、常见疾病和损伤的康复治疗与护理、其他病症的康复护理。

本教材适合高职高专护理、助产等专业使用。

图书在版编目(CIP)数据

康复护理/成育玲,张智慧主编.—武汉:华中科技大学出版社,2021.6
ISBN 978-7-5680-7063-8

Ⅰ.①康… Ⅱ.①成… ②张… Ⅲ.①康复医学-护理学 Ⅳ.①R47

中国版本图书馆 CIP 数据核字(2021)第 084656 号

康复护理 成育玲 张智慧 主编
Kangfu Huli

策划编辑:居 颖	
责任编辑:余 雯	
封面设计:刘 婷	
责任校对:曾 婷	
责任监印:周治超	
出版发行:华中科技大学出版社(中国·武汉)	电话:(027)81321913
武汉市东湖新技术开发区华工科技园	邮编:430223
录 排:华中科技大学惠友文印中心	
印 刷:武汉科源印刷设计有限公司	
开 本:889mm×1194mm 1/16	
印 张:8.25	
字 数:253 千字	
版 次:2021 年 6 月第 1 版第 1 次印刷	
定 价:32.00 元	

高等卫生职业教育护理专业"双证书"
人才培养纸数融合系列教材
编委会

网络增值服务使用说明

欢迎使用华中科技大学出版社医学资源网yixue.hustp.com

1.教师使用流程

（1）登录网址：http://yixue.hustp.com （注册时请选择教师用户）

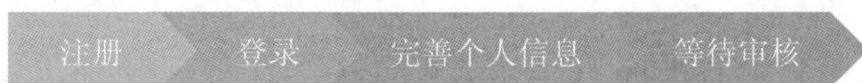

注册 → 登录 → 完善个人信息 → 等待审核

（2）审核通过后，您可以在网站使用以下功能：

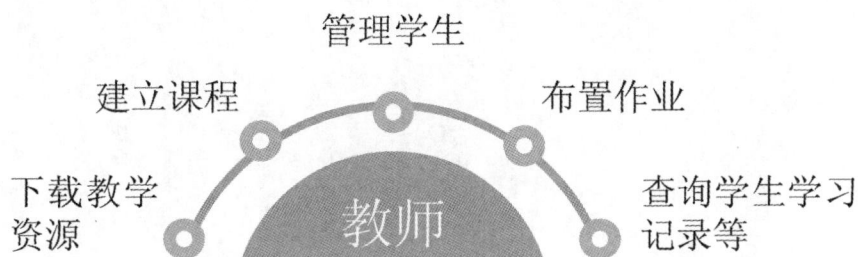

管理学生

建立课程　　　　　　　　布置作业

下载教学　　　　　　　　查询学生学习
资源　　　　教师　　　　记录等

2.学员使用流程

建议学员在PC端完成注册、登录、完善个人信息的操作。

（1）PC端学员操作步骤

①登录网址：http://yixue.hustp.com （注册时请选择普通用户）

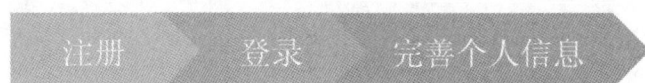

注册 → 登录 → 完善个人信息

② 查看课程资源

如有学习码，请在个人中心-学习码验证中先验证，再进行操作。

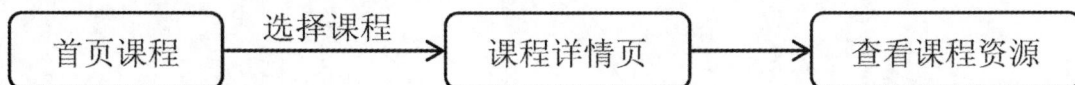

首页课程 —选择课程→ 课程详情页 → 查看课程资源

（2）手机端扫码操作步骤

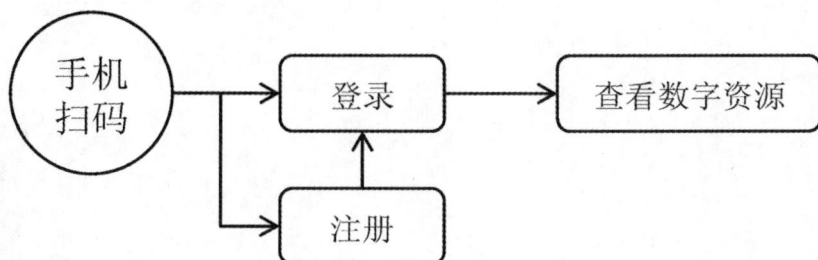

手机扫码 → 登录 → 查看数字资源
手机扫码 → 注册 → 登录

　　近年来,我国将发展职业教育作为重要的国家战略之一,高等职业教育已成为高等教育的重要组成部分,与此同时,作为高等职业教育重要组成部分的高等卫生职业教育的发展也取得了巨大成就,为国家输送了大批高素质技能型、应用型医疗卫生人才。截至 2016 年,我国开设护理专业的高职高专院校已达 400 余所,年招生规模近 20 万人,在校生近 65 万人。

　　医药卫生体制的改革要求高等卫生职业教育应顺应形势调整目标,根据医学发展整体化的趋势,医疗卫生系统需要全方位、多层次、各种专业的医学专门人才。护理专业与临床医学专业互为羽翼,在维护人民群众身体健康、提高生存质量等方面起到了不可替代的作用。当前,我国正处于经济社会发展的关键阶段,护理专业已列入国家紧缺人才专业,根据国家相关机构颁布的《"健康中国 2030"规划纲要》《关于深化医教协同进一步推进医学教育改革与发展的意见》《全国护理事业发展规划(2016—2020年)》等一系列重要文件,到 2020 年我国对护士的需求将增加至约 445 万人,到 2030 年我国对护士的需求将增加至约 681 万人,平均每年净增加 23.6 万人,这为护理专业的毕业生提供了广阔的就业空间,也对高等卫生职业教育如何进行高素质技能型护理人才的培养提出了新的要求。

　　教育部《关于全面提高高等职业教育教学质量的若干意见》中明确指出,高等职业教育必须"以服务为宗旨,以就业为导向"。中共中央国务院《关于深化教育改革全面推进素质教育的决定》中再次强调"在全社会实行学业证书、职业资格证书并重的制度"。上述文件均为新时期我国职业教育的发展提供了具有战略意义的指导意见。为了全面落实职业教育规划纲要,更好地服务于高等医学职业教育教学,创新编写模式,服务"健康中国"对高素质创新技能型人才培养的需求,变"学科研究"为"学科应用与职业能力需求对接"。2018 年 8 月在全国卫生职业教育教学指导委员会专家和部分高职高专院校领导的指导下,华中科技大学出版社组织全国 30 余所高等卫生职业院校的近 200 位老师编写了本套高等卫生职业教育护理专业"双证书"人才培养纸数融合系列教材。

　　本套教材充分体现新一轮教学计划的特色,强调以就业为导向、以能力为本位、贴近学生的原则,体现教材的"三基"(基本理论、基本知识、基本实践技能)及"五性"(思想性、科学性、先进性、启发性和适用性)要求,着重突出以下编写特点。

　　(1) 紧跟教改,接轨"双证书"制度。紧跟教育部教学改革步伐,引领职业教育教材发展趋势,注重学业证书和执业资格证书相结合,紧密围绕执业资格标准和工作岗位需要,提升学生的就业竞争力。

　　(2) 创新模式,理念先进。创新教材编写体例和内容编写模式,迎合高职高专学生思维活跃的特点,体现"工学结合"特色。教材的编写以纵向深入和横向宽广为原则,突出课程的综合性,淡化学科界限,对课程采取精简、融合、重组、增设等方式进行优化,同时结合各学科特点,加强对学生人文素质的培养。

　　(3) 优化课程体系,注重能力培养。内容体系整体优化,注重相关教材内容的联系和衔接,避免遗漏和不必要的重复;重视培养学生的创新、获取信息及终身学习的能力,实现高职教材的有机衔接与过渡作用,为中高衔接、高本衔接的贯通人才培养通道做好准备。

　　(4) 紧扣大纲,直通护考。密切结合最新的护理专业课程标准,紧扣教育部制定的高等卫生职业教育教学大纲和最新护士执业资格考试大纲,随章节配套习题,全面覆盖知识点与考点,有效提高护士执业资格考试通过率。

(5) 全套教材采用全新编写模式,以扫描二维码形式帮助老师及学生在移动终端共享优质配套网络资源,使用华中科技大学出版社提供的数字化平台,将移动互联、网络增值、慕课等新的教学理念和教学技术、学习方式融入教材建设中,全面体现"以学生为中心"的教材开发理念。

这套教材作为秉承"双证书"人才培养编写理念的护理专业教材,得到了各学校的大力支持与高度关注,它将为新时期高等卫生职业教育护理专业的课程体系改革做出应有的贡献。我们衷心希望这套教材能在相关课程的教学中发挥积极作用,并得到读者的青睐。我们也相信这套教材在使用过程中,通过教学实践的检验和实际问题的解决,能不断得到改进、完善和提高。

高等卫生职业教育护理专业"双证书"人才培养
纸数融合系列教材编写委员会

　　健康是促进人的全面发展的必然要求，是经济社会发展的基础条件。2016 年中共中央、国务院印发了《"健康中国 2030"规划纲要》，其中提出：加强康复、老年病、长期护理、慢性病管理、安宁疗护等接续性医疗机构建设。由此可以看到，护理、康复在战胜自然灾害、应对老龄化社会、防治慢性病及残疾等方面起到了不可替代的作用。

　　为深入贯彻落实《"健康中国 2030"规划纲要》，进一步加强医学实用性人才培养，我们编写了《康复护理》。本教材服务于"健康中国"战略对高素质技能型人才培养的需求，变"学科研究"为"学科应用与职业能力需求对接"；课程以职业技能的培养为根本，与护士执业资格考试紧密结合，力求满足学科、教学与社会三方面的需求；教材内容融入"岗位胜任能力"等最新教学理念，紧密联系教学大纲和临床实践，注重实践和创新能力培养，突出实用性和针对性，反映学科特色，调动学生学习积极性。

　　在教材的整体设计方面，注重内容广度及深度的适度设计、经典内容和现代内容相结合、理论和实践相结合、知识教育和素质教育相结合、课内学习和课外实践相结合，并将新的教学改革成果和科研成果引入教材，适当增加目前临床常用的、更新的理论知识和专科技能，旨在启发学生思维，提升创新意识。本教材各章节设有能力目标和直通护考，给学生留下了自主学习和思考的空间，培养学生综合运用的学习能力，注意和相关学科的衔接。

　　我们邀请全国职业卫生教育教学界优秀教师与经验丰富的临床康复医护管理者担任编委，引领教材建设，体现教材先进性、创新性。在推出传统纸质教材的同时立体化开发出配套电子产品，如多媒体电子课件、直通护考的习题与解答等。通过搭建校际、院校交流平台，大家集思广益、取长补短，共同开发和编写了体现新知识、新技术和新方法的具有职业教育特色的课程及教材。

　　在教材的编写过程中，各位编者竭尽全力将自己的教学、临床经验及成果凝练成文字奉献出来，在此向大家表示诚挚的感谢。由于编者的学识水平和编写能力、经验有限，恳请护理界学者同仁和读者在使用中多提宝贵意见。感谢华中科技大学出版社为编者提供的机会和各种支持。本教材在编写过程中，参阅了国内外学者的著作、学术论文和教材，在此向相关作者和单位表示衷心的感谢！

成育玲

目 录

MULU

第一章　绪　　论

　　2012年3月卫生部医政司首次召开全国康复医疗工作会议,研究、部署"十二五"时期康复医疗的管理与发展。卫生部副部长马晓伟指出:"十二五"将初步建成康复医疗服务体系,将康复医学的建设和发展纳入医疗改革的大盘子,人才培养和经济政策是康复医学发展的生命线。《"十二五"时期康复医疗工作指导意见》明确将康复医疗机构划分为综合医院康复医学科、康复医院、社区卫生服务中心与乡镇卫生院三个层次。

扫码看PPT

　　康复护理学是一门新兴的学科,是康复医学的一个重要分支,是伴随着康复医学的形成而产生的。现代康复医学形成于20世纪40年代,成熟于20世纪80年代。我国于20世纪80年代开始引进康复医学并成立了"中国康复研究中心"。随着临床医学的发展和人民生活水平的提高,人口老龄化、工业与交通带来的事故伤害及其他的意外损伤等,使得病、伤、残者数量急剧增加,更加突显了康复医学、康复护理学学科发展的重要性。因此,推广康复医学知识,培养康复医学、康复护理学人才,才能更好地为病、伤、残者服务。

第一节　康复与康复医学

能力目标

1. 掌握:康复、康复医学的概念。
2. 熟悉:康复治疗常用的方法。
3. 了解:康复服务的方式。

一、康复

　　康复(rehabilitation)的英文词源由拉丁语的re(再度、重新、复原)加上habilitation(使其适合、使维持其能力、具有资格)组合而成,意为"再适合""重新适合"或"重新获得能力"。康复用于现代医学领域主要是指身心功能、职业能力和社会能力的恢复,是涉及多个领域的综合性学科。康复的内涵范畴很大,既包括医学中的部分(中医、西医),也有超出医学范围的内容(机械工程学、教育学、心理学等)。

　　(一)　康复的概念

　　1942年,在美国纽约召开了全美康复讨论会,会上对康复做出了第一个定义:康复是使残疾者最大限度地恢复其身体的、精神的、社会的、职业的和经济的能力。1969年,世界卫生组织康复专家委员会第二次报告中,对康复进行了定义:康复指综合地和协调地应用医学的、社会的、教育的和职业的方法,

Note

对患者进行训练和再训练,使其活动能力达到尽可能高的水平。1981年,WHO医疗康复专家委员会对康复的定义进行了新修订:康复是指采用各种有效措施,以减轻残疾的影响和使残疾人重返社会。20世纪90年代,WHO又将康复的定义进行了修改:康复是指综合地和协调地应用各种措施,最大限度地恢复和发展病、伤、残者的身体、心理、社会、职业、娱乐、教育和周围环境相适应的潜能。

知识拓展

"病"是指各种先天性和后天性疾病;"伤"是指由各类战争、自然灾害以及其他各类事件而引起的创伤,如地震、交通事故等;"残"是指由各类先天和后天因素而导致的残疾。

(二)康复的分类

1. 医学康复(medical rehabilitation) 医学康复是指专业医务人员采用医学的技术和手段来预防和治疗残疾,使病、伤、残者的功能尽可能得以改善和恢复。它与康复医学是两个不同的概念。前者是以临床治疗为主,后者是指临床治疗后的各种功能锻炼。医学康复是康复医学的一个侧面,是康复的基础和出发点,保证了康复目标的实现。

2. 教育康复(educational rehabilitation) 教育康复包括对肢体功能残障的残疾人所实施的普通教育,如"九年制义务教育"等;对盲、聋、哑、精神障碍等类型的残疾人进行的特殊教育,如盲校、聋校等。

3. 职业康复(vocational rehabilitation) 职业康复是指在残疾人就业时能帮助他们选择适合自己能力范围的职业所进行的就业前培训。职业康复是残疾人自立于社会的根本途径,也是恢复做人的权利和尊严的基本保证。

4. 社会康复(social rehabilitation) 社会康复是研究和解决残疾人经过医学康复、教育康复、职业康复后重返社会遇到的各种问题,以帮助他们维护残疾人的权利、尊严,解决各种困难,改善生活、福利条件,使之融入社会,过有意义的生活。其主要内容是:建立无障碍环境,改善经济条件、法律环境、社会精神环境。

二、康复医学

(一)康复医学的概念

康复医学(rehabilitation medicine)是主要利用医学的措施,治疗因外伤或疾病而遗留的功能障碍导致生活、工作能力暂时性或永久性减弱或丧失的残疾人,使其功能得到最大程度的恢复,为他们重返社会创造条件的医学学科。康复医学是医学的一个重要分支,是卫生保健不可缺少的一部分,与保健医学、预防医学、临床医学共同组成现代医学,主要研究残疾的形成、发展、恢复、转归和功能、能力障碍的预防、评定和治疗等问题。

康复与康复医学不是等同的概念。康复的目的是恢复残疾人的功能和权利,包括使残疾人重返社会的一切工作。康复医学即功能医学,其理论主要是围绕功能障碍和恢复进行研究,为残疾人重返社会创造条件。

(二)康复医学的服务对象

随着社会的发展,康复医学的服务对象的范围也在日渐扩大,主要包括以下几种。

(1)各种急、慢性疾病或损伤导致的功能障碍和能力减退的病、伤、残者。

(2)衰老所带来的功能障碍者。

(3)先天发育障碍的残疾人等。

(三)康复医学的工作方式

康复医学的工作方式与其他临床专科不同,是采用"多专业联合作战"的形式进行的,即以康复医师、康复护士、康复治疗师等多专业、跨学科人员组成康复治疗小组。该治疗小组的主要任务是对病、伤、残者进行整体康复治疗,使其功能尽可能恢复到最佳水平。

1. 康复医师（physiatrist） 康复医师是康复治疗组的组长和负责人,负责患者在整个康复治疗过程中的功能评定和治疗方案的制订以及治疗组内各部门之间的协调工作。

2. 康复护士（rehabilitation nurse） 康复护士负责患者在住院治疗或门诊治疗期间相关的基础护理以及康复专科护理工作。如:康复患者并发症的预防、抗痉挛体位的摆放、神经源性膀胱及神经源性肠道的管理、体位排痰、呼吸功能训练、吞咽功能障碍指导训练、生活自理能力指导训练、辅助器具使用的指导训练等。

3. 康复治疗师（therapist） 康复治疗师在康复医师的指导下负责具体康复治疗方案的制订和实施。康复治疗师包括物理治疗师（physic therapist,PT）、作业治疗师（occupational therapist,OT）、言语治疗师（speech therapist, ST）、矫形师（orthopaedist）、心理治疗师（psychologist）、文体治疗师（recreational therapist,RT）、职业咨询师（vocational counselor）、社会工作者（social worker）和营养师（nutritionist）等。

（四）康复医学的工作内容

康复医学的工作内容包括康复医学基础、康复预防、康复评定和康复治疗。

1. 康复医学基础 康复医学基础是康复治疗专业的主要课程之一,在康复医学知识结构的构建中起着重要的奠基作用。康复医学基础包括康复和康复医学的概念和内容、残疾学基础、人体发育学基础、运动学基础、神经生理学基础、中枢神经系统可塑性理论、心理学基础和物理因子疗法基础等。

2. 康复预防 康复预防是指病、伤、残发生前后采取的一系列措施,以防止残疾的发生或减轻功能障碍的程度。康复预防属于预防性康复医学的范畴,分为以下三级预防。

一级预防:防止引起残疾的损伤与疾病的发生。根据造成残疾的各种伤病,有针对性地采取相应的预防措施,尽量减少致残的隐患。如:预防接种,可预防因传染病引起的残疾;进行卫生及安全宣传教育,可减免各种外伤引起的残疾;进行计划生育与优生优育的宣传教育,可避免先天性残疾的发生;积极预防慢性疾病与老年病,可预防营养不良的发生,减少因疾病而导致的残疾。

二级预防:将已发生伤病的病损控制在最低水平,防止其继续发展造成残疾。当损伤或疾病发生后,不可耽误,应及早进行干预、治疗,以防止残疾的发生,尤其是终身性残疾。如:对高血压病的积极治疗。

三级预防:当残疾已经发生,在残疾程度较轻时进行积极而有效的康复治疗,防止残疾加重而形成残障。如:脑卒中偏瘫患者的肢体功能训练。

3. 康复评定 康复评定是收集评定对象的病史和相关资料,并借此制定出合适的康复治疗方案,评估治疗效果并预测其预后效果。它是康复治疗的基础,在临床检查的基础上,对病、伤、残者的器官功能及状况用科学、客观的方法进行评价、测定,以掌握其功能障碍的部位、性质、程度、范围,并估计其发展、预后及转归,为制订康复治疗和康复护理方案提供科学依据。康复评定主要包括躯体功能评定、精神心理功能评定、语言功能评定、社会功能评定四个方面。康复评定在康复治疗的不同时期进行,包括初期评定（康复治疗初期）、中期评定（康复治疗中期）、末期评定（康复治疗结束）,根据评定结果提出康复治疗、预防复发的建议。

4. 康复治疗 康复治疗是病、伤、残者功能恢复的一个很重要的环节。常用的方法有以下几种。

（1）物理治疗:包括运动疗法及物理因子疗法。运动疗法是通过手法操作、体操或借助器械等主动和被动的方式来恢复患者已经丧失或减弱的运动功能。物理因子疗法是运用除力学因素以外的电、声、光、磁等各种物理因子疗法治疗疾病,促进患者康复。

（2）作业治疗:针对病、伤、残者的功能障碍,从日常生活活动、手工操作劳动或文体活动中,选出一些针对性强、有助于逐步恢复、改善功能和提高技巧的工作方法。

（3）言语治疗:针对各种原因引起的听力及语言障碍的患者进行的评定和训练,尽量恢复或改善其听、说等言语交流能力。

（4）心理治疗:通过观察、谈话、实验和心理测试法（智力、人格、神经心理等）对患者心理、精神、情绪和行为异常进行诊断后,采用精神支持疗法、心理咨询、暗示疗法、催眠疗法、行为疗法、松弛疗法、音乐疗法等对患者进行治疗。

（5）康复工程：是应用现代工程学的原理和方法，恢复、代偿或重建患者功能的活动。康复工程包括康复评定设备（如膀胱压力及安全容量测定仪等）的研制、功能恢复训练器械（如吞咽障碍治疗仪等）的研制、功能代偿性用品（如机械手、电动手、机电手、轮椅、助行器、自助具等）的研制、功能重建性用品（如心脏支架、人工喉、人工关节等）的研制、康复工程材料（如骨髓泥、食物增稠剂等）的研制、装饰性假器官（如人工义眼等）的研制。

（6）康复护理：是康复护士在康复过程中为克服残疾人的身心功能障碍而进行的护理活动。康复护理包括预防、早期识别、指导患者自主进行日常生活活动、帮助患者进行功能恢复训练等，把独立生活、提高生活质量作为康复护理的整体目标。

（7）中国传统康复疗法：中医学中的推拿、针灸、中药、体育锻炼（如打太极拳等）都有助于促进功能障碍性疾病的恢复。

（五）康复医学的服务方式

世界卫生组织提出的康复医学服务方式有以下两种。

1. 专业机构康复（institution-based rehabilitation，IBR） 专业机构康复包括综合医院的相关学科、康复医学科、康复医院及其他社会康复机构等。这些机构集中了较高水平的康复专业人才、较完善的康复医疗设备，涵盖较广的专科范围，能解决病、伤、残者的各种康复问题。

2. 社区康复（community-based rehabilitation，CBR） 社区康复是依靠社区资源（人、财、物、技术），为本社区的病、伤、残者提供康复服务。参与人员主要包括社区负责人、医务人员、家属、志愿者及患者，以医疗、教育、社会、职业等全面康复为目标，逐步建立和完善双向转诊系统，以解决社区能力范围以外的康复问题。

（成育玲）

第二节　康复护理学

能力目标

1. 掌握：康复护理学、康复护理的概念。
2. 熟悉：康复护理学的特点及原则。
3. 了解：学习康复护理学的重要性。

一、概述

康复护理学（rehabilitation nursing）是一门旨在研究伤病者与伤残者身体、精神的康复护理理论、知识、技能的科学。康复护理是康复医学的重要组成部分，有别于一般临床护理。康复护士根据总体康复医疗计划，围绕患者躯体、心理、职业和社会全面康复目标，配合康复医师、康复治疗师，预防及减轻患者伤残程度，最大限度地挖掘残存功能，恢复其生活和活动能力，实现患者早日回归家庭、重返社会的最终目标。

二、康复护理的内容

康复护理的工作内容是根据病、伤、残者身体所处疾病的不同阶段，采取不同的康复护理措施。

（一）急性期

在伤残发生的急救期后，观察患者病情，做好基础护理；评估患者身体伤残情况及残存功能，积极预防并发症，为日后全面康复打下良好的基础。

（二）功能恢复期

当患者度过急性期，病情趋于稳定后，应尽早进行功能评定，及时、全面地指导、训练躯体功能，以激发、挖掘其潜能，保持、强化其残余能力。如：体位摆放和体位转移训练、日常生活活动能力训练、吞咽功能训练等。

（三）心理护理

密切观察病、伤、残者的思想、情绪等变化；了解婚姻家庭、社会支持、患者需求等情况，及时给予相应的心理支持，以使患者解除顾虑、转变思想，积极主动地配合康复计划的实施。

（四）常见并发症的处理

常见并发症包括压力性损伤、神经源性膀胱、神经源性直肠、吞咽功能障碍等，康复护理内容见相关章节。

三、康复护理的特点

康复护理学是一门跨学科、多专业的综合应用型学科。它除了具有医学、护理学所共有的科学性、实践性、服务性等特点外，还有自身的一些特点，具体体现为以下几点。

（一）护理对象的特殊性

康复护理对象的残疾往往有多种问题，不仅有躯体方面的，还有认知、心理等方面的。虽然通过康复治疗后，可以使其功能得到改善，但残疾却伴随终身。因此，他们的心理及躯体承受着极大的痛苦，最终导致自卑、孤独等心理特点。康复护理要促使康复总目标的实现，就要满足患者在预防、安全、舒适、运动、生活、学习等方面的合理需求，使他们的身心功能得到最大限度的恢复，早日回归家庭和社会。

（二）护理对象的参与性

康复护理应重视患者及家属的自我护理潜能，通过健康教育提高患者及家属的自我护理能力，创造机会使他们主动参与自我护理。

（三）护理技术的综合性

康复护理要从病、伤、残者的生理、心理、职业和社会生活等方面进行全面、整体的康复，需要运动疗法、作业疗法、言语疗法、心理疗法及假肢、矫形器和助行器的使用指导等多种训练疗法综合应用。

（四）康复护理的计划性

康复是一个艰难、长期的过程，康复计划应贯穿于康复护理的始终。根据护理程序要求，在康复护理的不同时期应制订不同的康复护理计划，提供不同的康复护理措施。这就要求康复护士根据康复后的实际效果，及时调整康复计划。

（五）康复护理的延伸性

康复患者的功能障碍持续时间长，往往伴随终身。康复护士不仅要重视患者住院期间的康复问题，还要跟踪其出院后回归家庭和社会后的康复情况，给予其长期的、延伸性的康复护理及指导。

四、康复护理的原则

（一）前瞻性

康复护理应预防在先，早期进行，贯穿始终。康复护理的介入时间应与临床护理同步，形成预防康复，此为康复护理的一个重要思想。

Note

（二）综合性

实施康复护理应身心并举、教练结合、家属参与，即综合性地应用各种康复技术，实现身心、职业、家庭和社会等全方位的康复。

（三）主动性

康复护理由替代护理过渡到促进护理再到自我护理，激励患者独立完成活动，增强其康复信心。

（四）实用性

将病、伤、残者的康复训练与日常生活活动、家庭环境、社会环境相结合，使其尽早恢复生活自理能力，早日回归家庭，重返社会。

五、学习康复护理学的重要性

近年来，康复护理研究与实践使护理界认识到康复护理在患者治疗全过程中发挥着越来越重要的作用。

（一）预防并发症，提高服务内涵

康复对象是伤、残、病者及老年病、慢性病造成的功能障碍，其目的是提高患者生活自理能力。康复护理人员除掌握基础护理知识和技能外，还要掌握康复专科知识和技能，如：抗痉挛体位摆放技术、关节活动训练技术、体位转移技术、日常生活活动能力指导训练技术等，这样才能更好地预防患者并发症的发生，提高或恢复其躯体功能，使其早日回归家庭，重返社会。

（二）评定躯体功能，指导康复训练

病、伤、残者及慢性病、老年病的康复治疗工作是由康复医师、康复治疗师及康复护士等人员组成的康复小组来完成的。其中，康复护士承担着部分康复治疗工作，如：胸部体位排痰及咳嗽训练、呼吸功能指导训练、盆底肌功能训练等，这些都需要康复护士在进行躯体功能评定后，有针对性地制订康复护理计划并加以实施。所以，康复护士必须学习、掌握康复护理学的知识及技能，才能使患者真正得到康复专科护理服务。

（三）适应社会需求，开展社区延伸服务

随着医学的发展、人民生活水平的不断提高，人口平均寿命虽然得到了延长，但因此带来的躯体功能障碍问题却没有得到很好的改善。另外，由于现代快节奏社会生活所致的工伤、车祸、心脑血管病变的增加，使残疾人数也在不断增多，这些残疾将伴随患者终身。当患者从医疗机构回归家庭后，希望康复治疗及护理工作继续延伸，这就需要具有康复专业知识及技能的康复护士提供服务，以满足患者的需求。

作为一名康复护士，不仅应在生命功能（vital function）的维持及预防继发性损伤上发挥作用，还应在提高患者日常生活活动能力，尤其在恢复躯体功能的康复治疗上发挥积极的作用。所以，康复护士不仅要具备全面的基础护理知识和技能，更要学习掌握康复医学知识及技能，同时应具有较强的沟通能力和敬业精神，才能使自己逐步成长为适应社会需要的康复护理实用型人才。

（成育玲）

直通护考

一、单选题

1. 综合地和协调地应用各种措施，最大限度地恢复和发展病、伤、残者的身体、心理、社会、职业、娱乐、教育和周围环境相适应的潜能。以上这段话是指（　　）。

　　A. 预防医学　　　　B. 临床医学　　　　C. 保健医学　　　　D. 康复医学　　　　E. 康复

2. 研究残疾的形成、发展、恢复、转归和功能、能力障碍的预防、评定、治疗等问题的学科是（　　）。

A. 预防医学　　　　B. 临床医学　　　　C. 保健医学　　　　D. 康复医学　　　　E. 康复

3. 将已发生伤病的病损控制在最低水平,防止其继续发展造成残疾属于(　　)。

A. 一级预防　　　B. 二级预防　　　C. 三级预防　　　D. 全面康复　　　E. 康复预防

4. 收集评定对象的病史和相关资料,并借此制订出合适的康复治疗方案,评估治疗效果并预测其预后效果。这个过程属于(　　)。

A. 初期评定　　　B. 中期评定　　　C. 末期评定　　　D. 康复评定　　　E. 功能评定

5. 在康复过程中为克服残疾者的身心功能障碍而进行的护理活动,属于(　　)。

A. 物理治疗　　　B. 作业治疗　　　C. 康复护理　　　D. 心理治疗　　　E. 言语治疗

6. 康复护理的原则不包括(　　)。

A. 前瞻性　　　B. 主动性　　　C. 综合性　　　D. 实用性　　　E. 灵活性

二、多选题

患者,男,70 岁,5 月 20 日突然晕倒,右侧肢体不能动,语言障碍,核磁检查显示脑部有阴影,诊断为脑梗死,收入康复科进行康复治疗。为该患者进行康复护理的原则有(　　)。

A. 前瞻性　　　B. 综合性　　　C. 主动性　　　D. 实用性　　　E. 以上都不是

第二章　康复治疗的理论基础

第一节　运动学基础

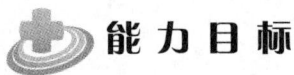

能力目标

1. 掌握:运动的概念。
2. 熟悉:运动对机体的影响。
3. 了解:肌肉及骨关节的生物力学。

一、运动学的概述

(一)运动学的概念

运动学是运用物理学方法来研究人体节段运动和整体运动时,各组织和器官的空间位置随时间的变化规律,以及伴随运动而发生的一系列生理、生化、心理等的改变。运动是人体最常见的生理性刺激,对全身各器官系统的功能均有明显的改变。

(二)人体运动种类

1. 按照用力方式分类　可将人体运动分为被动运动和主动运动。

(1)被动运动:是指完全依靠外力来帮助机体完成的运动。外力既可由治疗器械或康复治疗师徒手施加也可以由患者自身健康的肢体施加。

(2)主动运动:是指机体通过自身肌肉收缩进行的运动。根据引起运动的力的不同可分为以下三种,即助力主动运动、主动运动和抗阻力主动运动。

2. 按照运动部位分类　可将机体运动分为全身运动和局部运动。

(1)全身运动:是指需要上、下肢同时参与的运动方式。

(2)局部运动:是指机体为了维持局部的关节活动能力,改善局部肌肉及骨骼的功能而进行的一种运动。

3. 按照肌肉收缩分类　可将机体运动分为静态收缩和动态收缩。

(1)静态收缩:是指肌肉收缩时,关节不产生运动。包括等长收缩和协同收缩。其中等长收缩是指肌肉长度不变,张力改变,不产生关节活动,也称为静力收缩。等长收缩适用于早期康复,如肢体被固定或关节有炎症、肿胀,活动产生剧烈疼痛时。

(2)动态收缩:是指肌肉收缩时,关节产生肉眼可见的运动。包括等张收缩和等速运动。其中等张收缩是指肌肉张力不变,但长度改变,产生关节活动的肌肉收缩。

在机体进行各种复杂运动过程中,躯体姿势在不断发生变化。当机体要完成协调、有目的运动时,需要的肌肉收缩也以等长收缩、向心性收缩、离心性收缩等形式不断地变化着。

二、运动对机体的影响

运动是人体最常见的生理性刺激,通过神经反射、神经体液因素和生物力学作用对机体的多种功能产生相应的影响和改变。运动对机体的影响主要体现在以下几方面。

(一)运动对运动器官形态与功能的影响

1. 运动对骨密度和骨量的影响 经常运动,特别是抗阻练习和冲击性运动对骨量和骨密度的提高非常有利。而日常生活中的步行训练对于骨量的影响较小。这种运动方式导致的差异不仅与运动量有关,还与运动负荷主要集中的位置和程度有重要的关系。

2. 运动对关节功能的影响 关节的结构包括骨、软骨和胶原组织等。关节活动时,可促进软骨的新陈代谢。关节适宜运动可促进退变关节软骨的修复和重塑,增加关节稳定性,还可保持关节液的营养成分。

3. 运动对骨骼肌功能的影响 经常运动可维持肌纤维形态,提高和增强肌力和耐力,改善主动运动能力;能牵伸挛缩和粘连的组织,维持和改善关节活动范围。

(二)运动对心血管功能的影响

运动可增加窦房结除极的频率,从而增加心率。在运动状态下,由于自主神经的主导作用,血管平滑肌张力减弱,血管舒张,机体可从血液中摄取较多的氧来满足运动的需要,运动中心率加快、心输出量增加,保证了肌肉、呼吸和全身脏器的需要。另外,运动可使交感神经对容量血管起作用,使静脉系统中的血流量减少,从而保证心脏的回心血量。

(三)运动对呼吸功能的影响

运动时为摄取更多氧与及时排出二氧化碳,呼吸相应加深加快,胸廓与膈的活动幅度也明显增大,潮气量增多,每分钟通气量与耗氧量均能增加数倍。

(四)运动对代谢的影响

在运动过程中,三大能源物质(糖类、脂肪和蛋白质)都可为运动提供能量。运动时人体肌肉收缩做功,消耗大量体内能源,使机体新陈代谢水平相应升高,往往达到机体静息水平的几倍甚至十几倍。

(五)运动对内分泌功能的影响

内分泌与神经系统协同控制和调节全身的运动和物质代谢,完成运动和维持身体内环境的稳定。

(六)运动对消化功能的影响

适当的运动会使胃肠蠕动增强、消化液分泌增加、食欲增加,对胃肠道功能有着良好的促进作用。运动时肝血流量可下降80%以上,还可增加脂肪代谢及胆汁的合成和排出,从而减少胆石症的发生。

(七)运动对泌尿功能的影响

运动可使肾血流量减少,剧烈运动时肾血流量可下降到安静时的50%。尿液生成减少,正常人剧烈运动后或长时间高强度运动后,可出现一过性蛋白尿,经过一段时间休息后,尿蛋白可自行消失。如果运动过于激烈,还可出现运动性血尿,其持续时间一般不超过3天。

(八)运动对情绪的影响

运动可改善情绪,还可调节精神和心理状态。低中强度运动锻炼可以促进大脑皮质、尾状核、下丘脑和小脑等处的内啡肽分泌,产生镇痛作用。运动中机体代谢活动增强,肾上腺素分泌增加,由此产生的愉快感可以缓解精神和心理压力,打破焦虑或抑郁情绪与躯体器官功能紊乱之间的恶性循环。

(九)运动对神经系统的影响

运动能提高中枢神经系统和自主神经系统调节功能。运动是一种重要生理刺激,它可以保持中枢神经系统的紧张性与兴奋性,维持其正常功能,从而发挥其对全身脏器的调节作用。长期锻炼还能促进迷走神经兴奋性增强,提高对人体脏器活动的自控能力。

Note

三、肌肉运动学

肌肉收缩是人体运动的基础。与人体关节运动密切相关的是骨骼肌。肌肉运动学主要研究骨骼肌在人体运动过程中的功能及运动规律,以及与康复治疗学相关的肌肉运动学理论知识。

(一)肌肉分类

可按形态、肌纤维、运动功能等进行分类。根据在某一具体动作中肌肉的功能作用,可将肌肉分为原动肌、拮抗肌、固定肌和中和肌。

(1)原动肌:是指在运动的发生和维持中一直起主动作用的肌肉。原动肌可分为主动肌与副动肌:在产生关节运动中起主要作用的肌或肌群称为主动肌;协助完成动作或仅在动作的某一阶段起作用的肌或肌群称为副动肌。

(2)拮抗肌:是指与运动方向完全相反或发动和维持相反运动的肌肉。如在屈肘运动中,肱三头肌是肱二头肌的拮抗肌。

(3)固定肌:是指为固定、支持关节而产生静止性收缩的肌或肌群。为发挥原动肌对肢体运动的动力作用,必须将肌肉相对固定的一端(大多为近心端)所附着的骨骼或更近的骨骼充分固定。

(4)中和肌:其作用是抵消原动肌收缩时所产生的一部分不需要的动作。

副动肌、固定肌与中和肌通常统称为协同肌,是参与单个运动除主动肌以外的全部肌或肌群。此外,肌的协作关系不是固定不变的,会随着动作的改变而发生变化。

(二)肌肉特性

肌肉的物理特性包括伸展性、弹性和黏滞性。

(1)伸展性:在外力作用下肌肉被拉长的特性。

(2)弹性:在外力取消后肌肉可恢复到原状的特性。

(3)黏滞性:指肌浆内各分子之间相互摩擦而产生的阻力。

肌肉的生理特性包括兴奋性和收缩性。

(1)兴奋性:是指肌肉受到刺激时产生兴奋的特性。

(2)收缩性:是指肌肉兴奋时产生收缩反应的特性。

(三)肌肉功能状态指标

良好的肌肉功能状态是运动的基础反应,反映肌肉功能和状态的指标主要有肌力、肌张力、快速力量和肌耐力。

(1)肌力:肌肉收缩时所表现出来的能力。它体现肌肉主动收缩和抗阻力的能力,通常以肌肉最大兴奋时所能负荷的重量来表示。

(2)肌张力:肌肉在安静时所保持的紧张度。肌张力异常一般包括肌张力增强和减退两种情况,肌痉挛以及肌强直是肌张力增强的典型表现,而软瘫则是肌张力减退的常见表现。

(3)快速力量:肌或肌群在一定速度下所能产生最大力量的能力,可通过单一身体运动、多个身体运动或者在有氧运动条件下的重复运动测得。

(4)肌耐力:肌肉在一定负荷条件下保持收缩或持续重复收缩的能力。

四、关节运动学

关节是运动的枢纽,是脊柱、四肢赖以活动的基础。其特点是骨与骨之间借其周围结缔组织相连,相连骨之间有充以滑液的腔隙,运动范围较大。关节基本结构包括关节面、关节囊和关节腔。关节辅助结构包括韧带、关节盘、关节唇、滑膜襞和滑膜囊。这些结构对于增加关节的灵活性或稳固性具有重要作用。

(一)关节分类

1. 按运动多少分类 可分为不动关节、少动关节和活动关节。

（1）不动关节：相邻骨之间由透明软骨或者结缔组织相连，没有关节的运动功能。

（2）少动关节：关节活动范围小，其构造主要有两种方式：第一种是两骨的关节面由一层透明软骨覆盖，其间靠纤维连接，如椎间盘和耻骨联合；第二种是两骨之间仅有一定间隙，其间借韧带与骨间膜相连，如骶髂关节和胫腓关节。

（3）活动关节：典型滑膜关节结构，可自由活动，如肩关节和髋关节。

2. 按关节运动的轴心及自由度分类　可分为单轴关节、双轴关节和多轴关节。

（1）单轴关节：只有一个自由度，即只能绕一个运动轴在一个平面上做一组运动，包括滑车关节和车轴关节。

（2）双轴关节：此类关节可绕两个相互垂直的轴在两个平面上运动，包括椭圆关节和鞍状关节。

（3）多轴关节：由呈球面的关节头和呈球形凹的关节窝构成，此类关节在三个互相垂直的运动轴上可进行屈伸、收展、旋转等多方向运动。通常也有两种形式，即球窝关节和平面关节。

（二）关节运动

关节的运动形式和范围主要由关节面的形态、运动轴的数量和位置决定，所有关节都可在三个互相垂直的平面上进行单一或者复合位移运动。通常关节运动包括屈与伸、收与展、旋转和环转运动。关节的运动方向常用三个平面来表示，即矢状面、冠状面和水平面，三个面互相呈垂直关系。关节在矢状面的运动为伸、屈运动，围绕冠状轴进行；关节在冠状面的运动为内收、外展运动，围绕矢状轴进行；关节在水平面的运动为旋转运动，围绕垂直轴进行。

（三）关节的运动幅度与影响因素

关节的运动幅度是指关节绕某一运动轴从动作开始到结束所转动的极限角度。影响关节运动幅度的因素主要有以下几个。

（1）关节囊的松紧与厚薄，周围韧带和肌腱状况也明显影响关节的运动。关节囊越坚韧，紧张度越高，周围韧带和肌腱越坚固，关节运动范围就越小，但关节的稳定性越强；反之，关节运动范围越灵活，而关节的稳定性越差。

（2）两关节面之间的面积差也决定关节的灵活性。两关节间的面积差越大，关节运动越灵活，反之面积差越小，则关节越稳固。

（3）关节的其他结构对关节运动也有一定程度的影响，如关节盘和滑液能增加关节的灵活性，而关节唇和滑膜襞则能增强关节的稳定性。总之一般情况下，稳定性大的关节活动范围小，稳定性小的关节活动范围大。

（仝慧娟）

第二节　神经学基础

能 力 目 标

1. 掌握：中枢神经可塑性的概念。

2. 熟悉：神经系统的结构与功能。

3. 了解：神经细胞损伤后再生的理论基础。

神经系统是人体结构与功能最复杂的系统，由数以亿万计的互相联系的神经细胞组成，在机体内起主导作用，控制和调节着各个系统的活动，使机体成为有机整体。人类神经系统由位于颅腔内的脑和位于椎管内的脊髓及周围神经组成,通常将脑和脊髓称为中枢神经系统,将与脑和脊髓相连的神经,包括脑神经、脊神经和内脏神经称为周围神经系统。本节将从神经发育、神经细胞损伤后的再生以及中枢神经的可塑性等方面阐述神经科学为康复护理提供的理论基础。

一、神经发育

胚胎的神经干细胞通过细胞内部、细胞之间的联系及细胞周围微环境的变化,发生诱导、分化、迁移和凋亡,最终形成脑的各个组成部分及脊髓的过程称为神经发育。神经发育是个体发育中最早、最迅速的系统。中枢神经系统的发育具有如下过程:神经诱导;神经细胞的分化;神经细胞的迁移;突触的发育;神经细胞的程序性死亡;神经系统发育过程中的性分化。

二、神经细胞损伤后的再生

(一)神经损伤的实质包括神经细胞胞体的损伤和神经突起的损伤

1. 神经细胞胞体的损伤 由于神经细胞胞体的丧失,致使该神经细胞的轴突与树突失去营养中心而随之死亡,此类损伤是不可再生的。

2. 神经突起的损伤 主要是轴突中断。轴突的中断会使靶组织失去传入神经或去神经支配,导致轴突与靶组织间连接中断。而轴突的损伤可以导致神经细胞的一部分细胞质丧失,这通常会引起神经细胞的退化和变性。

(二)神经细胞损伤后的再生

神经细胞受到损伤后通常会有两种结局,一种是完全变性,另一种是恢复。如果损伤没有导致神经细胞完全变性,则神经细胞会进入损伤后的再生恢复过程。完整有效的再生过程一般包括轴突的出芽、生长和延伸,与靶细胞重建轴突联系,实现神经再支配而使功能修复。轴突损伤后的再生可分为完全再生和再生的出芽生长。

1. 完全再生 轴突能成功地与其正常的靶细胞组织重新建立连接。

2. 再生的出芽生长 中枢神经系统损伤后重新生长的神经突起称为出芽,是未损伤神经元轴束生长走向损伤区域以代替退行性变轴束的一种反应。

(三)影响神经再生的因素

神经再生是一个非常复杂的过程,它涉及神经细胞自身与有关神经细胞微环境的各个方面。

1. 促进神经再生的因子 主要有以下几种。

(1)神经营养因子。

(2)神经生长相关蛋白(GAP-43)。

(3)巨噬细胞和施万细胞:两者都能促进神经损伤后的再生。

2. 与神经再生有关的细胞因子 大多数神经因子都能促进神经细胞的生长与存活,但能刺激神经细胞生长的很多活性物质并非都是神经因子。已知的细胞因子均有多元和多向性,如星形胶质细胞、施万细胞及唾液分泌的神经生长因子,成纤维细胞分泌的成纤维细胞生长因子等。

3. 与血管再生有关的细胞因子 血管生成素及其受体和血管内皮生长因子可介导血管生成,它们可能在侧支循环发生中起着重要作用。

4. 中枢神经系统的修复 移植外源性神经干细胞或体内自身神经干细胞的再动员,都须通过以下途径才能实现功能的恢复:新产生的神经细胞要与宿主脑内神经回路整合,接受神经传入,重建正常的神经网络;通过分泌神经递质与生长因子促进原有神经细胞的生存。

三、中枢神经系统的可塑性和功能代偿

中枢神经系统的可塑性是指中枢神经系统在环境变化或受到损伤后,具有结构和功能发生变化以进行主动适应的能力或潜力,其中神经元的可塑性是中枢神经系统可塑性的基础。中枢神经系统的可

塑性包括后天的差异、损伤及环境对神经系统的影响。中枢神经系统的可塑性决定了机体对内外环境刺激发生行为改变的反应能力和功能代偿。神经系统作为机体最重要的调节体系,在使机体不断适应内外环境的变化或受损时,其自身的结构和功能也不断地修复和重组,保持着可调节或可塑的状态,具体表现如下:对特殊环境的习惯与适应;生理活动的训练与调制;组织损伤后的代偿、修复与重建。

（一）可塑性理论基础

1930 年,Bethe A 首先提出中枢神经系统可塑性的概念。他认为中枢神经系统损伤后的恢复是由于残留部分功能重组的结果。随后研究者重新提出并完善了功能重组的理论,认为损伤后脑的残留部分通过功能重组,代偿或部分代偿原有功能。随着研究的深入,已证实神经系统损伤后在系统内、系统间存在结构和功能的可塑性。

（二）大脑的可塑性

结构与功能的可塑性是神经系统的重要特征,目前促进神经修复与再生的策略主要是通过消除外在的抑制因素和促进内在的再生能力两大途径。

（三）突触的可塑性

突触的可塑性是建立在分子水平可塑性的基础上的。神经细胞受损后,突触在形态和功能上的改变称为突触可塑性。突触的可塑性表现为突触结合的可塑性与突触传递的可塑性。突触可塑性的形式包括强直后增强、习惯化和敏感化、长时程增强和长时程抑制。

（四）脊髓的可塑性

脊髓是中枢神经系统的低级部位,同大脑一样也具有可塑性。研究表明,脊髓损伤后的可塑性变化与大脑一样,具有发育阶段差异与区域差异特征。脊髓损伤后轴突的出芽主要包括以下三种。

（1）再生性出芽是指在受损伤轴突的神经细胞存活时,该轴突近侧端以长出新芽的方式进行再生。

（2）侧支出芽是指在损伤累及神经细胞胞体或近端轴突进而造成整个神经细胞死亡时,附近未受伤神经细胞从其自身的侧支上生出支芽。

（3）代偿性出芽是指为代偿因受伤而丢失的侧支而在其正常的侧支发出新芽。

（五）影响神经可塑性的因素

（1）内在因素。①神经生物学因素:包括神经生长因子、脑源性神经营养因子、成纤维细胞生长因子、胰岛素样生长因子-1 等,这些因子主要通过作用于细胞上的受体来调控神经细胞的存活、分化、生长和凋亡。②神经免疫学因素:有关神经可塑性的免疫因子很多,研究较多的有组织相容性抗原、肿瘤坏死因子、多种白细胞介素等。免疫因子对中枢神经系统修复具有双向调节作用。

（2）外在因素。环境因素、干细胞移植因素、康复治疗因素等。

总之,在一定的条件下,中枢神经内完好的神经纤维可以发生侧支出芽,通过其形成的新终末,替换因损伤而溃变的终末,重新占领靶神经元上空出的突触位置,再建立原有的突触联系,恢复原来的功能;或者建立新的突触,形成新的神经环路,以致出现与正常不同的行为表现。在这一过程中,如果利用一些有利的因素,就可以加快中枢神经可塑性的进程,在较短时期内修复其功能。这促使人们积极思考,如何利用或激发中枢神经所具备的可塑性更好地修复其结构和功能。

（仝慧娟）

直通护考

参考答案

一、单选题

1. 肌肉的生理特性包括（   ）。

A. 伸展性　　　　B. 弹性　　　　　C. 黏滞性　　　　　D. 兴奋性　　　　　E. 刺激性

2. 神经突触可塑性的形式不包括(　　)。

A. 强直后增强　　B. 习惯化　　　　C. 敏感性　　　　　D. 长时程增强　　E. 强直后弱化

3. 下列关于肌肉等长练习的描述,正确的是(　　)。

A. 等长练习又称动力练习

B. 可以对抗一定的负荷进行关节的活动锻炼

C. 优点是有利于改善肌肉的神经控制

D. 固定膝关节的股四头肌锻炼属于等长练习

E. 可遵循大负荷、少重复次数的原则

4. 运动对机体的影响不包括下列哪项?(　　)

A. 增强肌力　　　　　　　B. 减少心输出量　　　　　　　C. 食欲增加

D. 缓解压力　　　　　　　E. 肾血流量减少

第三章 康复护理评定

第一节 概 述

能力目标

1. 掌握:康复护理评定的相关概念。
2. 熟悉:康复护理评定的流程与技术。
3. 了解:康复护理评定的目的。

康复工作的开展必须以对患者进行全面细致且恰当的评定为基础,各种治疗措施的介入也必须建立在对患者功能全面且正确评定的基础上。因此,我们在对病、伤、残者进行康复护理时,康复评定工作是非常重要的,可以说没有康复评定就没有康复护理。

康复评定(rehabilitation evaluation)是对患者的功能障碍和潜在能力的判断,也是对患者各方面情况的资料收集、量化、分析,与正常标准进行比较的综合判断过程。康复医学的评定过程与一般临床医学的诊断过程是相对应的,一般临床诊断所针对的问题是做出与疾病或外伤相应的病名判断,而康复评定寻求的目标则是疾病或外伤所造成的功能和能力障碍。

康复护理评定(rehabilitation nursing evaluation)又称康复护理评估,是对患者功能障碍的有关资料与正常标准进行比较、分析、解释检查结果并做出判断的过程,它是康复医学评定的重要组成内容,也是康复护理的基础。

一、康复护理评定的目的

康复护理评定是一个反馈过程,通过评定可以为护理诊断提供依据,并可了解护理计划、护理活动的实施效果以及患者的康复进展情况。通过康复护理评定,康复医师可以检验原有康复计划的有效性,并为下一个护理计划的制订提供新的起点。康复护理评定的目的具体表现在以下几个方面。

1. 明确护理诊断 对患者的躯体功能、家庭状况、社会环境等信息进行收集分析,掌握其显在的或潜在的护理问题。

2. 制定护理目标 评定结果可以使我们了解患者病损的程度及其可逆程度,也就使我们了解了患者功能恢复的最大限度,并按照评定所确定的首优问题、中优问题和次优问题的顺序,制定出康复治疗的预期目标。根据评定结果制定的目标具有可测量和可观察的特点,避免了盲目性和随意性。

3. 观察护理效果 康复护理评定要在康复护理的前、中、后期分别进行,通过评定资料的前后对比可以观察康复治疗及护理的效果,以及是否达到了本阶段的护理目标。

4. 反馈调整 随着康复进程和病情的发展,患者的机体情况不断发生变化,可能出现新的问题或护理诊断的主次发生改变。因此,康复中期的评定作为一种反馈可以确定护理是否达到了预期目标,并根据评定的结果决定是继续使用该方案还是对其进行调整和修订。

5. 评估预后 康复护理评定可以帮助康复护士正确地评估患者的预后,使患者及其家属做好必要的思想准备,也有利于康复医师制订护理计划。如脊髓损伤的患者,评估其损伤平面,可以了解患者最终能够达到的独立活动的程度。

6. 有利于护理研究 通过大量资料的收集、整理和分析,比较各种护理方案的优劣,可以筛选出更好的护理方案,从而达到推动护理学发展的目的。

7. 为回归社会做准备 通过评定患者的体能与功能残存情况,做出合理的工作与日常生活能力的评定,为患者回归社会提出指导性的建议和方案。

二、康复护理评定的流程

康复护理评定的过程一般分为收集资料、分析研究及确立康复护理目标、制订康复护理计划三个阶段。在每个阶段中都需要根据不同的目的采取不同的方法。

1. 收集资料 患者入院后,康复护士应立即开始收集患者的资料。收集资料的内容包括主观资料(患者所提供的资料)和客观资料(间接由各种现象或情况观察测量到的资料),从而为制订护理计划提供依据。收集资料的内容包括以下几个方面。

(1)患者的一般情况:姓名、性别、年龄、民族、职业、文化程度及宗教信仰等。

(2)临床资料:患者的病史、治疗经过、有无并发症及目前的功能状态,注意了解患者的药物过敏史。

(3)日常生活活动能力:生活自理程度。

(4)器官和系统功能:运动功能、感觉功能、心肺功能、排泄功能、吞咽功能等。

(5)心理状态:认知能力、情感、性格、思维能力及意志力等。

(6)社区环境:住房设施、交通状况和工作单位情况等。

(7)社会支持:家庭关系、经济收入、亲友对患者的态度等。

(8)患者及家属对护理的要求。

2. 分析研究及确立康复护理目标 康复护理目标包括近期目标和远期目标。近期目标是指一个月内能达到的目标,目标大多比较具体。远期目标是指经过康复治疗、护理,患者最终希望达到的目标,实现这一目标往往需要一个月以上或数月之久。具体步骤如下。

(1)确定问题:通过对资料的分析,尽量找出所有的护理问题。

(2)整理分析资料:研究各护理问题之间的联系,判断护理的必要性。

(3)设定护理目标:根据患者的实际情况设定通过护理所要达到的护理目标。

3. 制订康复护理计划 制订康复护理计划是根据评定结果确定解决护理问题的方法的决策过程,包括确定康复护理的先后顺序和康复护理的具体措施。

三、康复护理评定的内容

1. 康复护理评定的项目 人体形态评定,如身高、体重、肢体长度和围度的测量,脊柱形态等;运动功能评定,如关节活动度的测量、肌力测定、平衡功能等;日常生活活动能力的评定,如床上活动、穿衣、起坐、个人卫生、餐饮、步行、如厕、大小便控制、转移和轮椅使用等;言语功能评定,如失语症、构音障碍的评定;心理评定,包括对情绪情感问题、认知功能和心理状态的评定等;肺功能评定,包括通气功能、换气功能、呼吸力学检查和小气道功能检查;运动负荷试验是评定心功能常使用的方法;神经肌肉电生理检查,如肌电图、神经传导速度测定等;发育评定,通过对运动能力、自理和社会交往能力,综合判断患者的发育水平;职业能力的评定;社会生活能力的评定,主要包括家庭经济情况、住房情况、社区环境等。

2. 在康复的过程中进行不同时期的康复护理评定

(1)初期评定:在制订康复计划和开始康复治疗前进行第一次评定,目的是了解患者功能状况及障碍程度、致残原因、心理状态、康复潜力等。估计康复的预后,以作为拟定康复目标和制订康复计划的依据。

(2)中期评定:在康复治疗的中期进行,目的是了解经一段时间的康复治疗后患者功能的改变情况并分析原因,以及作为调整康复治疗计划的依据。此期比较长,根据病、伤、残者恢复速度可每周评定1~2次,慢性病、伤、残者可3~4周评定1次。

(3)后期评定:在康复治疗结束前或在住院的病、伤、残者出院前进行。目的是评定患者总的功能情况,是否达到了预期目标,分析评价效果,提出今后重返社会或进一步康复护理的建议和方案。

(孙学明)

第二节 残疾评定

能力目标

1. 掌握:残损、残疾、残障的概念。
2. 熟悉:我国残疾分类。
3. 了解:国际残疾分类与国际功能分类。

残疾评定是通过对残疾人功能状况进行的全面的、综合的分析,以了解患者残疾的类别、程度,为制订康复治疗与护理方案、评价治疗与护理效果及判断预后提供依据。

一、国际残疾分类与国际功能分类

(一)国际残疾分类

1980年世界卫生组织(WHO)发布了《国际病损、失能与残障分类》(International Classification of Impairments,Disabilities and Handicaps,ICIDH),简称国际残疾分类,该分类系统作为WHO分类系统的一个重要组成部分,在有关医疗康复及残疾领域得到了广泛的应用。在ICIDH中将疾病的结果或残疾状态表述为3个不同水平(图3-2-1),并进行定义和详细分类,其本质是一种疾病后果分类。

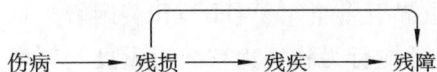

伤病 ⟶ 残损 ⟶ 残疾 ⟶ 残障

图 3-2-1 ICIDH 模式图

1. 残损 发生在器官水平上的残疾,又称病损,是指由于各种原因所致人体的解剖结构、生理功能和心理受到的损害。如截肢造成的解剖结构的缺损,偏瘫造成的肢体功能障碍等。

2. 残疾 发生在个体水平上的残疾,又称失能,是指由于病损或某些疾病所造成的人体某些功能的降低或丧失,以致不能以正常的方式从事正常范围的个人日常生活活动,如生活不能自理。

3. 残障 发生在社会水平上的残疾,是指由于病损或失能面导致个体参与正常社会生活的障碍,影响其社会功能的正常发挥,如严重伤病造成的失学、失业等。

(二)国际功能分类

《国际功能、残疾和健康分类》(International Classification of Functioning, Disability and Health, ICF)是2001年5月22日第54届世界卫生大会通过的新标准(图3-2-2)。ICF与ICIDH分类的最大区

别是在 ICIDH 中,各个项目之间的关系是单向的、平面式的模式;而在 ICF 中,各个项目之间的关系是双向的,相互关联、相互制约的立体化模式。ICF 强调了功能和障碍的双向变化,即通过评定身体功能和结构来反映器官损伤,通过评定活动与活动限制来反映残疾,通过评定参与和参与受限来反映残障;同时强调了情境因素即影响健康的环境因素(environment)和个体因素(personal)的作用;此外,ICF 的用语属于中性(不含歧视性用语),容易为专业和非专业人员所接受,可以作为一种普适性的评定工具,是未来功能、残疾和健康分类的研究热点。

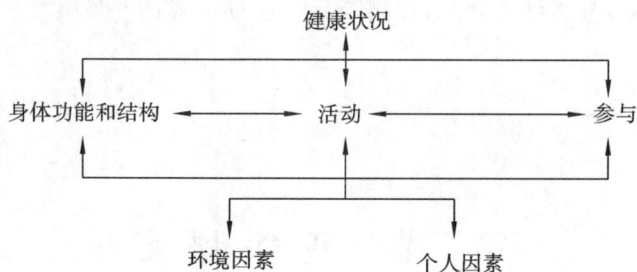

图 3-2-2　ICF 模式图

二、我国残疾分类

1987 年我国第一次残疾人抽样调查时采取的是五类残疾分级,包括视力残疾、听力语言残疾、智力残疾、肢体残疾和精神残疾;1995 年将听力语言残疾分为听力残疾和言语残疾,修订成为六类残疾标准。这些残疾标准主要是依据残疾部位对残疾进行分类,并依据残疾对功能影响的严重程度进行分级。

1. 视力残疾　是指由于各种原因导致双眼视力障碍或视野缩小,通过各种药物、手术及其他疗法不能恢复视功能者(或暂时不能通过上述疗法恢复视功能者),以致不能进行一般人所能从事的工作、学习或其他活动。视力残疾按好眼最佳矫正视力又分为盲和低视力。

2. 听力残疾　是指由于各种原因导致双耳不同程度的听力丧失,听不到或听不清周围环境声及言语声(经治疗一年以上不能痊愈者)。听力残疾包括听力完全丧失及有残留听力但辨音不清、不能进行听说交往两类。听力残疾根据听力好的一侧耳分为四级。

3. 言语残疾　是指由于各种原因导致的言语障碍(经治疗一年以上不能痊愈者),而不能进行正常的言语交流活动。言语残疾根据能否进行正常言语交往分为言语能力完全丧失及言语能力部分丧失、不能进行正常言语交往两类。言语残疾根据语音清晰度分为四级。

4. 智力残疾　是指人的智力明显低于一般人的水平,并显示适应行为障碍。智力残疾包括:在智力发育期间,由于各种原因导致的智力低下;智力发育成熟以后,由于各种原因引起的智力损伤和老年期的智力衰退导致的痴呆。根据世界卫生组织(WHO)和美国智力低下协会(AAMD)的智力残疾的分级标准,按其智力商数(IQ)及社会适应行为将智力残疾由重度到轻度分为四级。

5. 肢体残疾　是指人的肢体残缺、畸形、麻痹所致的人体运动功能障碍。肢体残疾包括以下几种。①脑瘫:四肢瘫、三肢瘫、二肢瘫、单肢瘫;②偏瘫;③脊髓疾病及损伤:四肢瘫、截瘫;④小儿麻痹后遗症;⑤先天性截肢;⑥先天性缺肢、短肢、肢体畸形、侏儒症;⑦两下肢不等长;⑧脊柱畸形:驼背、侧弯、强直;⑨严重骨、关节、肌肉疾病和损伤;⑩周围神经疾病和损伤。以残疾者在无辅助器具帮助下,对日常生活活动的能力进行评价计分,据此将肢体残疾由重度至轻度分为三级。

6. 精神残疾　是指精神病患者患病持续一年以上未痊愈,同时导致其对家庭、社会应尽职能出现一定程度的障碍。精神残疾可由以下精神疾病引起:①精神分裂症;②情感性、反应性精神障碍;③脑器质性与躯体疾病所致的精神障碍;④精神活性物质所致的精神障碍;⑤儿童、少年期精神障碍;⑥其他精神障碍。对于患有上述精神疾病持续一年以上未痊愈者,应用"精神残疾分级的操作性评估标准"将精神残疾由重度至轻度分为三级。

第三节　姿势评定与人体测量

能力目标

1. 掌握：人体直立标准姿势的符合条件。
2. 熟悉：人体身高、体重、肢体周径及四肢长度的测量方法。
3. 了解：身体姿势的概念。

一、姿势评定

身体姿势（body posture）是指身体各部分在空间的相对位置，它反映人体骨骼、肌肉、内脏器官和神经系统等各组织间的力学关系。正确的身体姿势应具备如下条件：具有能使机体处于稳定状态的力学条件；肌肉为维持正常姿势所承受的负荷不大；不妨碍内脏器官功能；能表现出人体的美感和良好的精神面貌。

（一）正常姿势

人体正常姿势包括静态姿势和动态姿势。静态姿势表现为站位、坐位、跪位和卧位等相对静止的姿态；动态姿势是指活动中的各种姿势，如行走姿势、运动姿势、劳动姿势和舞蹈姿势等。姿势的表现受到性别、年龄、身体状况、文化背景及性格等因素的影响，同时也受到各种病理因素的影响。

在静态姿势评定中，直立姿势是人体最基本的和最具有区别于其他动物的特定姿势，其特性是双足着地、身体直立，上肢能够自由地进行各种粗大运动和精细动作，下肢能够站立、行走和跑步。站立的高重心和足底的小支撑面使得人体在站立时相对不稳定。这也是人类在长期的进化过程中，形成的特有的外形特征。

（二）直立姿势的评定

人体处于直立位的标准姿势时，从各个不同方向进行观察，要符合以下条件。

1. 前面观　从前面看，双眼应平视前方，两侧耳屏上缘和眶下缘中点应处同一水平面上，左、右髂前上棘应处同一水平面上。

2. 后面观　从后面看，头后枕部、脊柱和两足跟夹缝线都应处于一条垂直线上；与脊柱相邻的两肩和两侧髂嵴，对称地处于垂直脊柱的水平线上。

3. 侧面观　从侧向看，耳屏、肩峰、股骨大转子、膝、踝应五点一线，位于一条垂直线上，同时可见脊柱的四个正常生理弯曲。

二、体重、身高的测量

体重和身高是衡量人体发育和营养状况的基本指标，受性别、年龄、遗传、饮食、劳动、运动状况、生活条件以及健康状况等因素的影响。

（一）体重

体重即人体的重量，是描述人体横向发育的指标，它在很大程度上反映了人体骨骼、肌肉、皮下脂肪及内脏器官等组织的综合发育情况。在人的一生中，体重是变化最大的指标之一。

测量方法：被测者应轻踏称重计的秤台中央，身体不与其他物体接触，并保持平稳，直至测量完成，读数并记录。操作误差不超过 0.1 kg。

我国成年男女标准体重可参照以下公式：

标准体重（kg）＝身高（cm）－105（男性）；

标准体重（kg）＝身高（cm）－107.5（女性）；

体重指数（BMI）＝体重（kg）/身高（m）^{2}；

成人的 BMI 正常范围为 18.5～23.9,BMI 在 24～27.9 为超重,BMI≥28 为肥胖,BMI<18.5 为消瘦。

（二）身高

身高是指身体的总高度,即人体直立时,由头顶点到地面的垂直距离。它是反映人体纵向发育的重要指标,也是判断骨骼生长发育状况的重要依据。与体重、胸围等指标配合分析可作为评定人体形态的重要内容。

人体的身高同样受年龄、性别、种族、地区、生活条件、体育锻炼以及疾病等因素的影响。

测量方法:被测者应脱鞋赤足,背靠立柱,使足跟、骶骨正中线和两肩胛骨间三处与立柱贴紧,足尖分开成 60°,呈立正姿势。并按测量者的指导,将头调整到耳眼平面,直至测量完成。测量者应站于被测者侧方,轻移滑动游标板贴紧被测者顶点,读数记录后,上推游标板,令被测者离去。操作误差不超过 0.5 cm。

三、肢体周径的测量

常用软尺测量肢体的围度(或周径),通过测量肢体的围度可以了解被测肢体的肌肉有无萎缩、肥大和肿胀。

注意事项:测量时被测者应充分放松被测患肢的肌肉,对比较长的肢体可以分段测量,以皮尺在皮肤上可稍移动的松紧度为宜(上下移动不超过 1 cm),软尺的放置应与肢体的纵轴垂直,不可倾斜,测量点应放在肌肉最粗壮处。同时,需要用同样的方法,在肢体的同一水平位测量健侧肢体的围度,对两侧的测量数值进行比较。

（一）四肢围度的测量

1. 上臂围度

（1）肘伸展位。

测量体位:上肢在体侧自然下垂,肘关节伸展。

测量点:在上臂的中部、肱二头肌最膨隆部测量围度(图 3-3-1)。

（2）肘屈曲位。

测量体位:上肢在体侧自然下垂,肘关节用力屈曲(图 3-3-2)。

测量点:同肘伸展位。

2. 前臂围度

（1）前臂最大围度。

测量体位:前臂在体侧自然下垂。

测量点:在前臂近端最膨隆部测量围度(图 3-3-3)。

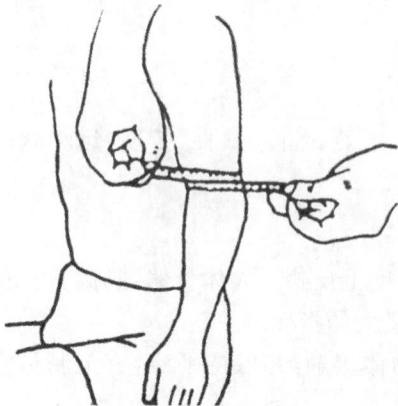

图 3-3-1　肘伸展位上臂围度　　　　　　　　　图 3-3-2　肘屈曲位上臂围度

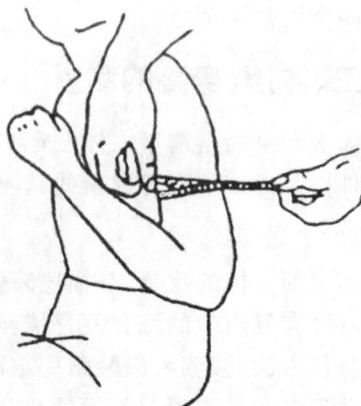

（2）前臂最小围度。

测量体位：前臂在体侧自然下垂。

测量点：在前臂远端最细部位测量围度（图 3-3-4）。

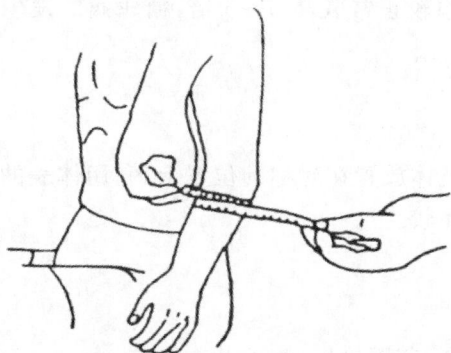

图 3-3-3　前臂最大围度

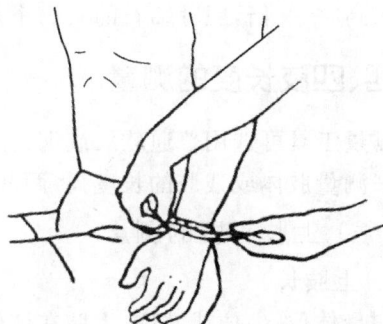

图 3-3-4　前臂最小围度

（二）躯干围度测量

1. 头围（小儿常测）

测量体位：坐位、站立位或平卧位。

测量点：用软尺齐双眉上缘，经后枕骨结节，左右对称环绕一周。正常成人头围为 54～58 cm。胎儿头围为 32～34 cm。

2. 颈围

测量体位：坐位或站立位，上肢在体侧自然下垂。

测量点：通过喉结处测量颈部的围度，应注意软尺与地面平行。

3. 胸围

测量体位：坐位或站立位，上肢在体侧自然下垂。

测量点：通过胸中点和肩胛骨下角点，绕胸一周。测量应分别在被测者平静呼气末和吸气末时进行，正常人胸围约等于身高的一半（图 3-3-5）。

4. 腹围

测量体位：坐位或站立位，上肢在体侧自然下垂。

测量点：通过脐或第 12 肋骨的下缘和髂前上棘连线中点的水平线。测量腹围时，应考虑消化器官和膀胱内容物充盈程度对其结果的影响，男性＞85 cm 提示肥胖，女性＞80 cm 即为肥胖。

5. 臀围

测量体位：站立位，上肢在体侧自然下垂。

测量点：测量大转子与髂前上棘连线中间上臀部的最粗部分（图 3-3-6）。

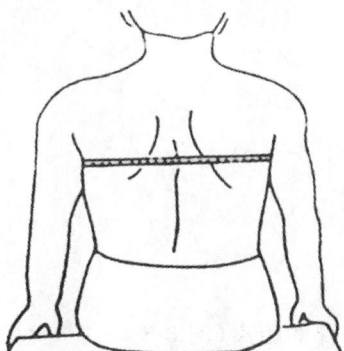

图 3-3-5　胸围

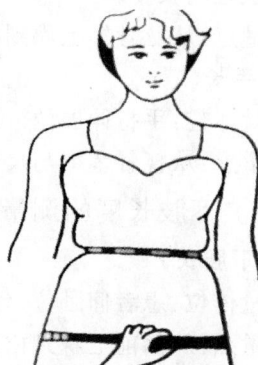

图 3-3-6　臀围

21

6. 腰臀比 腰臀比(waist-to-hip ratio,WHR),即测量的腰围除以臀围的值。腰臀比合理的数值是:成年男子为 0.85~0.90,成年女子为 0.75~0.80。例如某男的腰围是 80 cm,臀围是 90 cm,则其腰臀比为 0.89,这是比较理想的体型。如果腰臀比超过了上限,就应该及时进行健康检查、运动健身、均衡营养、修身养性等自我保健。"大腹便便"者的冠心病发病率较正常人高 3~5 倍,糖尿病的发生率比正常人高 3~9 倍,胆肾结石的发病率是正常人的 4~6 倍。

四、四肢长度的测量

测量工具可选用普通软尺或钢卷尺,在测量前应将两侧肢体放置在对称的位置上,利用体表的骨性标志来测量肢体或残肢的长度,将两侧肢体测量的结果进行比较。

(一) 上肢长度的测量

1. 上肢长

测量体位:坐位或站位,上肢在体侧自然下垂,肘关节伸展,前臂旋后,腕关节中立位。

测量点:从肩峰外侧端到桡骨茎突或中指尖的距离(图 3-3-7(a))。

2. 上臂长

测量体位:坐位或站位,上肢在体侧自然下垂,肘关节伸展,前臂旋后,腕关节中立位(图 3-3-7(b))。

测量点:从肩峰外侧端到肱骨外上髁的距离。

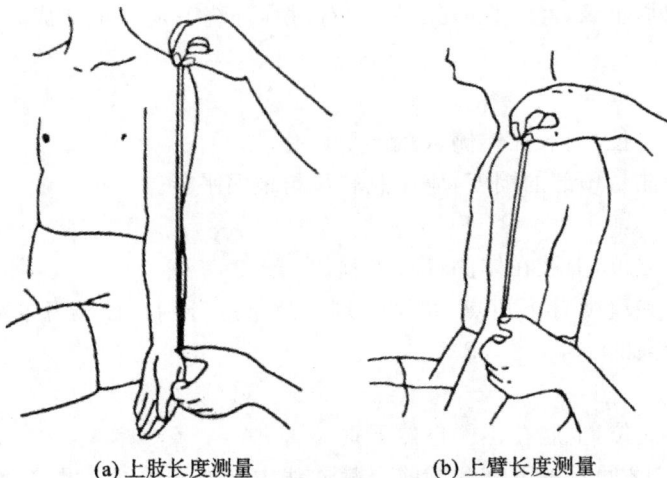

(a) 上肢长度测量   (b) 上臂长度测量

图 3-3-7 上肢长度和上臂长度的测量

3. 前臂长

测量体位:坐位或站立位,上肢在体侧自然下垂,肘关节伸展,前臂旋后,腕关节中立位。正常人前臂长等于足的长度。

测量点:从肱骨外上髁到桡骨茎突的距离(图 3-3-8(a))。

4. 手长

测量体位:手指伸展位。

测量点:从桡骨茎突与尺骨茎突连线的中点到中指尖的距离(图 3-3-8(b))。

(二) 下肢长度的测量

1. 下肢长

测量体位:患者仰卧位,骨盆水平位,下肢伸展,髋关节中立位。

测量点:从髂前上棘到内踝的最短距离,或从股骨的大转子到外踝的距离(图 3-3-9)。

2. 大腿长

测量体位:患者仰卧位,骨盆水平位,下肢伸展,髋关节中立位。

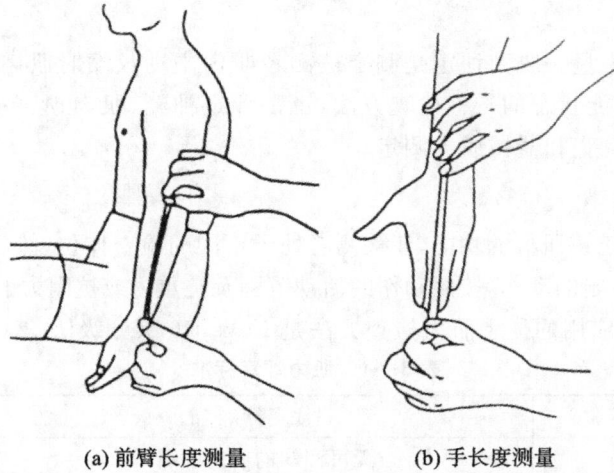

(a) 前臂长度测量   (b) 手长度测量

图 3-3-8　前臂长度和手长度的测量

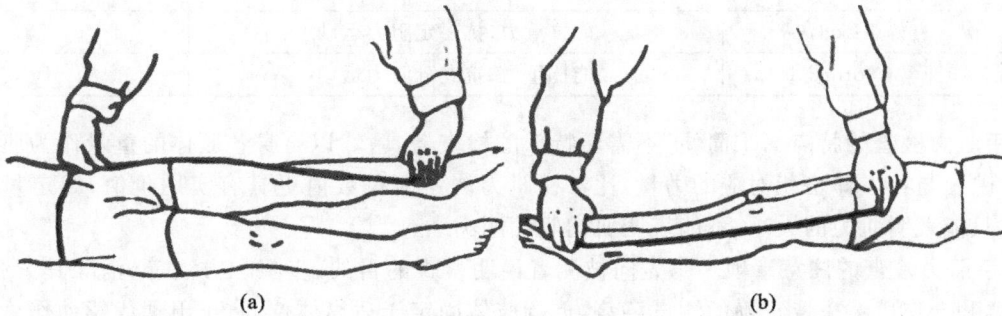

(a)   (b)

图 3-3-9　下肢长度测量

测量点:从股骨大转子到膝关节外侧关节间隙的距离。

3．小腿长

测量体位:患者仰卧位,骨盆水平位,下肢伸展,髋关节中立位。

测量点:从膝关节外侧关节间隙到外踝的距离。

4．足长

测量体位:踝关节中立位。

测量点:从足跟末端到第二趾末端的距离。

（孙学明）

第四节　肌力与肌张力评定

能力目标

1. 掌握:肌力及肌张力的概念。
2. 熟悉:徒手肌力检查 Lovett 6 级分级法及肌张力临床分级法。
3. 了解:徒手肌力检查的注意事项。

Note

一、肌力评定

肌力是指肌肉收缩的力量。肌力评定是测定被测者肌肉主动收缩时肌肉或肌群产生的最大力量。肌力评定是对神经、肌肉功能状态的一种检查方法，也是评定神经、肌肉损害程度和范围的一种重要手段。肌力评定分徒手肌力检查和器械肌力测定。

（一）徒手肌力检查

1. 概念 根据受检肌肉或肌群的功能，让被测者处于不同的检查体位，然后嘱其分别在去除重力、抗重力和抗阻力的条件下做一定的动作，按照动作的活动范围及抗重力或抗阻力的情况将肌力进行分级。

2. 标准 国际上普通应用的徒手肌力检查方法是 Lovett 6 级分级法（表 3-4-1）。

表 3-4-1 肌力评定标准

级别	名称	评定标准	相当于正常肌力的/（%）
0 级	零（Zero，0）	无可测知的肌肉收缩	0
1 级	微缩（Trace，T）	有轻微收缩，但不能引起关节活动	10
2 级	差（Poor，P）	在减重状态下能做全范围活动	25
3 级	尚可（Fair，F）	能抗重力做关节全范围运动，但不能抗阻力	50
4 级	良好（Good，G）	能抗重力、抗一定阻力运动	75
5 级	正常（Normal，N）	能抗重力、抗充分阻力运动	100

3. 徒手肌力检查的特点 ①简便，不需要特殊的检查器具；②以自身各肢体的重量作为肌力评定标准，能够反映出与各人体格相对应的力量，比器械肌力测定所得数值更具有实用价值；③定量分级标准较粗略；④只能表明肌力的大小，不能表明肌肉收缩耐力。

4. 徒手肌力检查的注意事项 ①先向被测者说明检查的目的、步骤和方法等，消除其紧张心理，取得充分理解和合作。②采取正确的测试姿势，近端肢体固定于适当体位，防止出现代偿动作。③每次测试都要进行左右对比，检查时应先测试健侧同名肌。一般认为两侧差异大于 10% 才有临床意义。④肌力在 3 级以上时，检查所加阻力必须连续施加，并保持与运动方向相反，同时阻力应施加于被测关节肢体的远端，必须保持同一强度。给予阻力的大小要根据被测者的个体情况来决定。⑤肌力检查不适用于中枢神经系统疾病致痉挛性瘫痪的患者。

（二）器械肌力测定

当肌力能抗阻运动时，可采用器械进行肌力测定。常用的检查方法有握力测试、捏力测试、背肌力测试、四肢肌群肌力测试和等速肌力测试。

1. 握力测试 用握力计测定，用握力指数评定。被测者取坐位，上臂自然垂直于体侧，屈肘 90°，前臂和腕部取中立位，手握住握力计的手柄，用最大力握 3 次，取握力最大值。握力指数＝握力（kg）/体重（kg）×100%，大于 5 为正常。握力主要反映手内肌和屈指肌群的肌力。

2. 捏力测试 用捏力计测定。被测者用拇指分别与其他手指相对，用最大力捏压捏力计 3 次，取捏力最大值。捏力主要反映拇对掌肌和其他四指屈肌的肌力，正常值约为握力的 30%。

3. 背肌力测试 用拉力计测定，用拉力指数评定。被测者双脚站在拉力计上，手柄高度平膝，双膝伸直，双手握住手柄两端，然后伸腰用力向上拉手柄。拉力指数＝拉力（kg）/体重（kg）×100%，正常值成年男性为 150～300，成年女性为 100～150。不适用于有腰部病变的患者和老年人。

4. 四肢肌群肌力测试 借助牵引绳和滑轮装置测定，通过与肌力方向相反的重量来评定肌力。

5. 等速肌力测试 用等速肌力测试仪测定，目前应用的等速肌力测试装置有 Cyber、Kincom 等型号。等速运动是在整个运动过程中运动速度（角速度）保持不变的一种肌肉收缩的运动方式，即做关节全范围运动，仪器的杠杆绕其轴心做旋转运动时，肌肉进行的等速收缩活动。等速仪器内部有特制的结构使运动角速度保持恒定，角速度确定后，被测者用力越大，机器提供的阻力也越大；被测者用力越小，机器提供的阻力也越小，使运动时的角速度保持不变。其功能是记录不同运动速度下的最大肌力矩、爆发力、耐力、功率和达到峰力矩的时间、角度等各种数据,并可分别测定向心收缩、离心收缩和等长收缩的数据。等速肌力测试是目前肌肉功能评定和肌肉力学特性研究的最佳方法。

器械肌力测定可获得精确数据,但测定肌力时要注意安全,特别是等速肌力测试,旋转角度预先设定,运动以恒速进行,故对关节活动范围受限、严重的关节积液、骨关节急性扭伤等患者禁用;对于疼痛、慢性软组织损伤、骨质疏松、骨折术后的患者应慎重使用。

二、肌张力评定

肌张力是指肌肉组织在静息状态下的一种不随意的、持续的、微小的收缩,即在做被动运动时,所显示的肌肉紧张度。正常的肌张力能够维持主动肌和拮抗肌的平衡运动,使关节有序固定,肢体保持一定的姿势,有利于肢体协调运动。

肌张力评定主要采用手法检查,首先观察并触摸受检肌肉在放松、静止状况下的紧张度,然后通过被动运动来判断。

(一)肌张力分类

1. 正常张力 被动活动肢体时,没有阻力突然增高或降低的感觉。

2. 肌张力增高 肌腹紧张度增高。患者在肢体放松的状态下,检查者以不同的速度对患者的关节做被动运动时,感觉有明显阻力,甚至很难进行被动运动。

3. 肌张力降低 检查者被动活动患者关节时,几乎感觉不到阻力;患者自己不能抬起肢体,检查者松手时,肢体即向重力方向下落;肌张力显著降低时,肌肉不能保持正常的外形和弹性,表现为松弛无力。

4. 张力障碍 肌肉张力紊乱,或高或低,无规律地交替出现。

(二)肌张力分级

肌张力临床分级是一种定量评定方法,检查者根据被测者被动活动肢体时所感觉到的肢体反映或阻力将其分为5级(表3-4-2)。

表 3-4-2 肌张力临床分级

级别	肌张力	标准
0 级	软瘫	被动活动肢体无反应
1 级	低张力	被动活动肢体反应减弱
2 级	正常张力	被动活动肢体反应正常
3 级	轻、中度高张力	被动活动肢体有阻力反应
4 级	重度高张力	被动活动肢体有持续性阻力反应

(三)肌痉挛的分级

目前多采用改良的 Ashworth 痉挛量表进行评定。评定时,患者宜采用仰卧位,检查者分别对其上、下肢关节被动运动,按所感受的阻力来分级评定。评定标准见表3-4-3。

表 3-4-3 改良的 Ashworth 痉挛量表

级别	评定标准
0 级	肌张力不增加,被动活动时患侧肢体在整个 ROM 内均无阻力
1 级	肌张力稍微增加,被动活动时患侧肢体到 ROM 之末出现轻微阻力
1+ 级	肌张力轻度增加,被动活动时患侧肢体在 ROM 后 50% 范围突然出现卡住,并在此后的被动活动中均有较小的阻力
2 级	肌张力较明显增加,被动活动时患侧肢体在通过 ROM 的大部分时,阻力均明显增加,但受累部分仍能较容易地活动

续表

级别	评定标准
3级	肌张力严重增加,被动活动时患侧肢体在整个 ROM 内均有阻力,活动比较困难
4级	僵直,患侧肢体僵硬,被动活动十分困难

注:ROM(range of motion),指关节活动范围。

（孙学明）

第五节　关节活动度评定

能力目标

1. 掌握:关节活动度的概念。
2. 熟悉:主要关节 ROM 的测量方法。
3. 了解:关节活动度测量的注意事项。

关节活动度(range of motion,ROM)又称关节活动范围,是指关节的运动弧度或关节的远端向近端运动,远端骨所达到的最终位置与开始位置之间的夹角,即远端骨所移动的度数。评定关节活动范围对于判断病因,评估关节活动障碍的程度,制订康复治疗计划,评定治疗效果有重要作用,是康复评定的重要内容之一。

一、测量方法

采用不同的测量工具或不同的测量部位,其测量方法也不同。主要关节 ROM 的测量方法见表3-5-1。

1. 通用量角器 量角器的轴心与关节中心一致,固定臂与关节近端的长轴一致,移动臂与关节远端的长轴一致。关节活动时,固定臂不动,移动臂随着关节远端肢体的移动而移动,移动臂移动终末所显示出的弧度即为该关节的活动范围。

2. 电子角度计 将固定臂和移动臂的电子压力传感器与肢体的长轴重叠,用双面胶将其固定在肢体表面,此时液晶显示器显示出来的数字即为该关节的活动范围。

3. 指关节活动范围测量 可应用指关节量角器、直尺或两脚规测量。

4. 脊柱活动度测量 可通过脊柱活动量角器测量背部活动度或用软尺测量指尖与地面的距离。

表 3-5-1　主要关节 ROM 的测量方法

关节名称	运动方向	体位	量角器放置方法			正常参考值
			轴心	固定臂	移动臂	
肩关节	屈、伸	坐或立位,臂置于体侧,肘伸直	肩峰	与腋中线平行	与肱骨纵轴平行	屈 0°～180° 伸 0°～50°
	外展	坐和站位,臂置于体侧,肘伸直	肩峰	与身体中线平行	同上	0°～180°
	内、外旋	仰卧,肩外展90°,屈肘90°	鹰嘴	与腋中线平行	与前臂纵轴平行	各 0°～90°

续表

关节名称	运动方向	体位	量角器放置方法			正常参考值
			轴心	固定臂	移动臂	
肘关节	屈、伸	仰卧或坐或立位，臂取解剖位	肱骨外上髁	与肱骨纵轴平行	与桡骨纵轴平行	0°～150°
腕关节	屈、伸	坐或站位，前臂完全旋前	尺骨茎突	与前臂纵轴平行	与第二掌骨纵轴平行	屈 0°～90° 伸 0°～70°
髋关节	尺、桡侧偏移或外展	坐位，屈肘，前臂旋前，腕中立位	腕背侧中点	前臂背侧中线	第三掌骨纵轴	桡偏 0°～25° 尺偏 0°～55°
	屈	仰卧或侧卧位，对侧下肢伸直	股骨大转子	与身体纵轴平行	与股骨纵轴平行	0°～125°
	伸	侧卧位，被测下肢在上	同上	同上	同上	0°～15°
	内收、外展	仰卧位	髂前上棘	左右髂前上棘连线的垂直线	髂前上棘至髌骨中心的连线	各 0°～45°
	内旋、外旋	仰卧，两小腿于床缘外下垂	髌骨下端	与地面垂直	与胫骨纵轴平行	各 0°～45°
膝关节	屈、伸	俯卧、侧卧或坐在椅子边缘	股骨外侧髁	与股骨纵轴平行	与胫骨纵轴平行	屈 0°～150° 伸 0°
踝关节	背屈、跖屈	仰卧位，踝处于中立位	腓骨纵轴线与足外缘交叉处	与腓骨纵轴平行	与第五跖骨纵轴平行	背屈 0°～20° 跖屈 0°～45°
	内翻 外翻	俯卧位，足立于床缘外	踝后方两踝中点	小腿后纵轴	轴心与足跟中点连线	内翻 0°～35° 外翻 0°～25°

二、关节活动度测量的注意事项

测量时，应采取正确的测量体位，严格按操作规范进行测量，以保证测量结果准确、可靠。根据所测关节位置和大小的不同，选择合适的量角器。关节存在活动障碍时，主动关节活动范围(AROM)和被动关节活动范围(PROM)均应测量，并分别记录，以分析关节活动受限的原因。在测量受累关节的活动范围前，应先测量对侧相应关节的活动范围。

(孙学明)

第六节 感觉功能评定

能力目标

1. 掌握：感觉及感觉障碍的概念。
2. 熟悉：感觉功能的评定方法。
3. 了解：感觉功能评定注意事项。

一、概述

感觉(feeling)是指人脑对直接作用于感受器官的客观事物的个别属性的反映,如大小、颜色、形状、硬度、气味、声音、味道等。感觉障碍(feeling obstacle)是指机体对各种形式的刺激(如痛、温、触、压、位置、振动等)无感知、感知减退或异常的一组综合征。

感觉功能评定设备:大头钉、测试管、试管笔、棉花、纸巾、软刷、钥匙、钱币、铅笔、汤勺、感觉丧失测量器、心电图测径器、纸夹、尺子、布、音叉等均可作为感觉功能评定设备。

二、感觉功能评定方法

无论是检查浅感觉、深感觉,还是复合感觉,都应弄清以下几方面情况:受影响的感觉类型、所涉及的肢体部位、感觉受损的范围、所受影响的程度。

1. 浅感觉 ①轻触觉:闭眼,用棉花或软毛笔对不同部位皮肤依次轻刷,两侧对称部位比较。检查四肢时的刺激方向应与四肢长轴平行,检查胸腹部时的刺激方向应与肋骨平行。检查顺序通常是面部、颈部、上肢、躯干和下肢。②针刺觉:闭眼,用大头针轻刺患者需要检查部位的皮肤,两侧对称部位对比。动作快速、短暂,勿刺穿皮肤。③压力觉:闭眼,用拇指或指尖用力挤压肌肉或肌腱。对瘫痪的患者进行压力觉检查常从有障碍部位开始直到正常部位。④温度觉:闭眼,用两支分别盛有冷水(5～10 ℃)、热水(40～45 ℃)的试管,交替、随意地刺激皮肤。

2. 深感觉(本体感觉) ①位置觉:闭眼,将某部位肢体移动到一个固定的位置。避免与被测肢体有过多的接触面积,提供过多的触觉信息。②运动觉:闭眼,被动活动患者的肢体或关节。③震动觉:闭眼,将震动的音叉放在患者身体的骨骼突出部位,询问患者有无震动感和持续时间。

3. 复合感觉(皮质感觉) ①实体觉:闭眼,将一些常用的大小和形状不同的物品(如钥匙、硬币、笔、手表)放置于患者手中让患者抚摸,请患者说出物体的名字。②皮肤定位觉:闭眼,用棉签或手轻触患者皮肤后,指出被触及的部位。③两点辨别觉:闭眼,用触觉测量器或心电图测径器的头,以两点的形式放在要进行检查的皮肤上,逐渐减小两点的距离,直到两点被感觉为一点为止。测量此时两点间的距离。④图形觉:闭眼,用笔或手指在患者皮肤上画图形或数字、简单汉字等,请患者说出所画内容。⑤重量觉:闭眼,将大小、形状相同但重量不同的物品置于患者手上,请患者前后对比说出轻重。⑥材质觉:闭眼,将材质不同的物品(如皮革、羊毛、丝绸等)置于患者手上,请患者说出物品名称。

三、感觉功能评定注意事项

(1) 检查感觉功能时,患者必须意识清醒,应让患者了解检查的目的与方法,以取得充分的合作。如患者意识欠佳又必须检查时,则只能粗略地观察患者对刺激引起的反应,以估计患者感觉功能的状态,如呻吟、面部出现痛苦表情或回缩受刺激的肢体等。

(2) 检查时采取左右、近远端对比的原则,从感觉缺失区向正常部位逐步移行检查。如有感觉障碍,应注意感觉障碍的类型和范围。

(3) 检查时要求患者闭目,以避免主观或暗示作用。

(孙学明)

第七节　平衡功能评定

能力目标

1. 掌握:平衡功能评定的基本方法。

2. 熟悉:平衡评定的内容。

3. 了解:平衡功能评定的注意事项。

知识拓展

康复评定会是康复评定工作的一种重要形式。一般是由康复医师做评定组长并主持召开康复治疗组会议,参加人员主要有评定组长、参评患者、经管医师及其上级医师,康复治疗师,心理医师、护士长、康复护士等。在会上评定组各成员对患者功能障碍性质、部位、程度、发展、预后及康复目标充分发表意见,提出各自领域的康复及护理对策、康复目标和治疗处理意见,对计划执行情况进行评定、修改、补充。治疗中期和出院前再召开小组会,对康复效果进行总结并为下阶段治疗或出院后康复去向提出意见。

一、概述

(一) 平衡

平衡(balance)是指在不同的环境和情况下维持身体直立姿势的能力。

一个人的平衡功能正常时,能够保持体位、在随意运动中调整姿势、安全有效地对外来干扰作出反应。

(二) 平衡反应

平衡反应是指平衡状态改变时,人体恢复原有平衡或建立新平衡的过程,包括反应时间和运动时间。反应时间是指从平衡状态的改变到出现可见运动的时间。运动时间是指从出现可见运动到动作完成、建立新平衡的时间。

(三) 平衡评定的目的

通过平衡评定了解评定对象是否有平衡障碍,确定平衡障碍的程度、类型,分析引起平衡障碍的原因,依据评定结果协助康复计划的制订与实施,对平衡障碍治疗训练效果进行评估,以及帮助研制平衡障碍评定与训练的新设备。

(四) 平衡评定的内容

1. 静止状态 在不同体位时均能保持平衡,睁、闭眼时能维持姿势稳定,在一定时间内能对外界变化做出必要的姿势调整反应。

2. 运动状态 能精确地完成运动,并能完成不同速度的运动(包括加速度和减速度),运动后能回到初始位置,或保持新的体位平衡。如在不同体位下伸手取物。

3. 动态支撑面 当支撑面发生移动时能保持平衡。

4. 姿势反射 当身体处在不同体位时,由于受到外力(推力或拉力)作用而发生移动,人体建立新平衡的反应时间和运动时间。

(五) 平衡评定指标

1. 稳定性 指维持身体姿势在最小的摆动范围,摆动范围越小,稳定性越好。

2. 对称性 指身体的质量平均分布,在站立位时身体质量平均分布在两下肢,在坐位时身体质量平均分布在两臀。

3. 动态稳定性 指维持身体在运动中的稳定性。

二、平衡功能评定方法

(一) 观察法

(1) 在静止状态下能否保持平衡。如:睁、闭眼坐,睁、闭眼站立,双足靠拢站,足跟对足尖站,单足交替站等。

（2）在运动状态下能否保持平衡。如：坐、站立时移动身体，在不同条件下行走，包括足跟着地走、足尖着地走、直线走、走标记物等。

（3）侧方走，倒退走，环行走等。

（二）量表法

量表法属于主观评定后的记录方法。优点是不需要专门的设备，结果量化，评分简单，应用方便。信度和效度较好的量表有 Fugl-Meyer 平衡反应测试、Lindmark 平衡反应测试、Berg 平衡量表、MAS 平衡功能评测和 Semans 平衡障碍分级等。

（三）平衡仪测试法

平衡测试系统是近年发展起来的定量评定平衡能力的一种测试方法。这类仪器采用高精度的压力传感器和电子计算机技术，整个系统由受力平台、显示器、电子计算机、专用软件构成。通过系统控制和分离各种感觉信息的输入，来评定躯体感受、视觉、前庭系统对于平衡及姿势控制的作用与影响，其结果以数据及图的形式显示。

（四）临床常用的评定方法

1. Fugl-Meyer 平衡反应测试　Fugl-Meyer 平衡反应测试由瑞典医生 Fugl-Meyer 等人在 Brunnstrom 评定基础上发展而来，常用于测试上运动神经元损伤的偏瘫者。

2. Lindmark 平衡反应测试　Lindmark 平衡反应测试由瑞典学者 Birgitta Lindmark 在 Fugl-Meyer 方法上修订而成，1998 年发表，方法更为适用。

3. Berg 平衡量表（BBS）　Berg 平衡量表（BBS）由 Katherine Berg 于 1989 年首先报道，包括站起、坐下、独立站立、闭眼站立、上臂前伸、转身一周、双足交替踏台阶、单腿站立等 14 个项目，测试一般可在 20 分钟内完成。

4. MAS 平衡功能评测　MAS 平衡功能评测是由澳大利亚学者 Carr 和 Shepherd 提出的运动检测方法，总评分为 48 分。其中有关平衡功能的测定有 12 分，常与其他运动功能的评定一起进行。

5. 平衡仪测试　可以分为静态平衡仪测试和动态平衡仪测试两种。

①静态平衡仪测试：采用高精度传感器，利用计算机测量技术，将人体质心的微小移动的距离、沿水平平面内 X、Y 轴移动速度等指标实时地以图形的形式显示，根据测量结果计算出 X、Y 轴上的速度动差、移动的总距离和 X、Y 轴上平均速度，并采用自动优化的计算方法，对被测者的平衡能力进行评价。静态平衡仪测试适用于大众体质状况检测、专业射击射箭运动员状态检测和临床医疗、康复监控和检测。

②动态平衡仪测试：模拟不同的情况用来测定被测者的肌肉神经维持运动或静止的平衡能力，并可对某些方面的平衡问题进行针对性训练，以提高被测者在不同情况下的平衡能力。动态平衡仪的测试平台可以进行向前或向后、向两侧或向中央的 360° 运动，用来开展各种训练和测试。平台的最大倾斜角度为 20°，保证对关节机械感受器的刺激，即时的生物反馈又能使患者更接近和重新恢复特定的运动模式。动态平衡仪由测试训练平台，一个能进行高精度运算、模拟多种情况、自动控制平台训练角度的中央处理器，一个便于临床医生使用的高清晰的显示屏和一台打印机构成。它能快速准确地得出测试结果，以帮助临床医生进行病情诊断，还可以对患者进行针对性的训练。

三、平衡功能评定的注意事项

（1）测试时保持环境安静，不要说话或提示。

（2）采用仪器评定时，60 s 直立困难的患者可进行 30 s 测试。

（3）患者不能安全独立地完成所要求动作时，要注意予以保护，以免摔倒，必要时给予帮助。

（4）对于不能站立的患者，可评定其坐位平衡功能。

（5）仪器要定期保养维护。

第八节 日常生活活动能力评定

能力目标

1. 掌握：日常生活活动能力的概念。
2. 熟悉：日常生活活动能力评定的基本方法。
3. 了解：日常生活活动能力评定的注意事项。

一、概述

日常生活活动能力（activities of daily living，ADL）反映了人们在家庭、社区中最基本的能力，直接影响患者的心理、整个家庭及与社会的联系，因此是康复医学中最基本的、重要的内容。

（一）定义

日常生活活动能力是指人们在日常生活中，为了照料自己的衣、食、住、行，保持个人卫生和进行独立的社区活动所必需的一系列的基本活动，是人们为了维持生存及适应生存环境而必须每天反复进行的、最基本的、最具有共性的活动。ADL包括以下两大类。

1. 基本ADL（basic or physical ADL，BADL or PADL） 指日常生活中最基本的活动，如穿衣、进食、保持个人卫生等自理活动和坐、站、行走等身体活动。一般为比较粗大的、无须利用工具的活动。

2. 工具性ADL（instrumental ADL，IADL） 指为了在家庭和社区中独立生活所需的关键的、较高级的技能，如使用卫生用具和炊事用具，使用家用电器、骑车或驾车、处理个人事务等。大多为需要借助工具的、较精细的活动。

（二）范围

日常生活活动能力包括运动、自理、交流及家务活动等。

1. 运动 包括床上运动和转移、轮椅上运动和转移、借助或不借助辅助工具的室内外行走、公共或私人交通工具的使用。

2. 自理 包括穿衣、进食、如厕、洗漱、修饰（如梳头、剃须、化妆、修剪指甲等）。

3. 交流 包括打电话，阅读，书写，使用计算器、录音机和电脑，识别环境标记等。

4. 家务活动 包括逛街购物、备餐、洗衣、照顾孩子、使用家用器具和环境控制器（如电源开关、水龙头和钥匙等）、收支预算等。

（三）评定目的

(1) 确定在日常生活活动方面是否能够独立及独立的程度。
(2) 拟定合适的治疗目标，确定适当的治疗方案。
(3) 评价治疗效果，修正治疗方案或重新制订治疗方案。
(4) 比较治疗方案的优劣，促进训练成果的交流。
(5) 判断预后。
(6) 增强患者和康复治疗师的信心。

二、日常生活活动能力评定方法

日常生活活动能力的评定方法很多，常用的标准化PADL评定方法有：Barthel指数评定、Katz指数评定、PULSES评定和修订的Kenny自理评定等。常用的IADL评定方法有：功能活动问卷（the functional activities questioner，FAQ)、快速残疾评定量表(rapid disability rating scale，RDRS)等。

（一）标准化 PADL 评定量表

1. Barthel 指数评定(the Barthel index of ADL) 该方法产生于 20 世纪 50 年代中期,由美国的 Florence Mahoney 和 Domthy Barthel 设计并应用于临床,是国际康复医学界常用的方法。Barthel 指数评定包括 10 项内容,根据是否需要帮助及其程度分为 0、5、10、15 分四个功能等级,总分为 100 分(表 3-8-1)。得分越高,独立性越强,依赖性越小。若达到 100 分,并不意味着患者能完全独立生活,患者也许不能烹饪、料理家务和与他人接触,但他不需要照顾,日常生活可以自理。Barthel 指数评定简单,可信度高,灵敏性也高,是临床应用较广、研究较多的一种 ADL 评定方法,不仅可以用来评定治疗前后的功能状况,还可以预测治疗效果、住院时间。

表 3-8-1　Barthel 指数评定量表

病区_____　科室_____　床号_____　姓名_____　性别_____

年龄_____　住院号_____　入院时间_____　诊断_____

评价内容	评价计分标准				评估日期和结果			
	0分	5分	10分	15分				
1.进食	需极大帮助	部分独立或需部分帮助	独立	/				
2.洗澡	部分独立或需部分帮助	独立	/	/				
3.修饰	部分独立或需部分帮助	独立	/	/				
4.穿衣	需极大帮助	部分独立或需部分帮助	独立	/				
5.控制大便	失控	每周<1次失控	独立	/				
6.控制小便	失控	每24 h<1次失控	独立	/				
7.如厕	需极大帮助	部分独立或需部分帮助	独立	/				
8.床椅转移	完全依赖他人	需极大帮助	部分独立或需部分帮助	独立				
9.平地行走	完全依赖他人	需极大帮助	部分独立或需部分帮助	独立				
10.上下楼梯	需极大帮助	部分独立或需部分帮助	独立	/				
总分								
评定标准					评估者签名			
重度依赖:总分≤40分,完全不能自理,全部需要他人照护 中度依赖:总分41~60分,部分不能自理,大部分需要他人照护 轻度依赖:总分61~99分,极少部分不能自理,部分需要他人照护 无需依赖:总分100分,完全能自理,无需他人照护								

评估要求：

(1) 入院(转入)、手术(介入)、病情变化(级别护理更改为上一级、医嘱变更为病重、病危)、出院前一天进行评估；评分≤40分，每日评估一次；评分41～99分，每周评估一次。

(2) 控制大小便等评估时如患者急性起病，可以起病后状态为准。

评估说明：

(1) 进食：指用合适的餐具将食物由容器送到口中，包括用筷子或勺子(叉子)取食物、对碗(碟)的把持、咀嚼、吞咽等过程。

10分指在合理的时间内独立进食准备好的食物(食物可由其他人做或端来)；

5分指前述某个步骤需要一定的帮助；

0分指需极大帮助或完全依赖他人，或使用留置胃管。

(2) 洗澡：5分指能自行进出浴室，自己擦洗，淋浴无须帮助或监督，独立完成；

0分指在洗澡过程中需他人帮助。

(3) 修饰：指24～48 h情况，包括洗脸、刷牙、梳头、剃须等。

5分指可自己独立完成(包括陪护人员挤好牙膏，准备好水等)；

0分需他人帮助。

(4) 穿衣：包括穿(脱)衣服、系扣子、拉拉链、穿(脱)鞋袜、系鞋带等。

10分指可独立完成；

5分指能自己穿或脱，但需他人帮助整理衣物、系扣子、拉拉链、系鞋带等；

0分指需要极大帮助或完全依赖他人。

(5) 控制大便：指一周内情况。

10分指可控制大便，包括造口患者能完全独立管理；

5分指偶尔失控(每周<1次)，或需要他人提示；

0分指完全失控。

(6) 控制小便：指24～48 h情况。

10分指可控制小便，包括留置尿管的患者能完全独立管理尿管；

5分指偶尔失控(每24 h<1次)，或需要他人提示；

0分指完全失控，或留置尿管。

(7) 如厕：包括去厕所及离开、解开衣裤、擦净、整理衣裤、冲水等过程。

10分指能独立完成整个过程；

5分指需他人搀扶如厕并帮助冲水、整理衣裤等；

0分指需要极大帮助或完全依赖他人。

(8) 床椅转移：15分指自行从床转移到椅子然后回来；

10分指由1名未经训练的人帮助，包括家属或看护，或使用拐杖或助行器；

5分指由1名强壮的人或熟练的人或2个人帮助，能站立；

0分指坐及站立不稳，须两人及以上搀扶。

(9) 平地行走：15分指可独立平地行走45米(包括室内)；

10分指由1名未经训练的人帮助，包括家属或看护，或使用拐杖或助行器；

5分指由1名强壮的人或熟练的人或2个人帮助，能移动；

0分指没有平地移动能力。

(10) 上下楼梯：10分指可独立上下楼梯；

5分指需扶着楼梯，或由他人搀扶，或使用拐杖等辅助工具。

0分指需要极大帮助或完全依赖他人。

2. Katz指数评定 20世纪60年代Katz等人研究发现，ADL能力的下降或丧失通常会按照一定的顺序发生，这个顺序正好与儿童的个体功能发育顺序相反，复杂的功能最先受到影响。Katz指数评定将 ADL 由难到易分为六项:洗澡、穿衣、如厕、转移、大小便控制和进食,并将功能状况分为 A、B、C、D、E、F、G 七个等级,A 级为完全自理,G 级为完全依赖。

3. PULSES 评定 该法产生于 1957 年,由 Moskowitz 和 Mclann 参考美国和加拿大征兵体检的方法修订而成,是一种总体的功能评定方法。PULSES 评定有六项内容:①身体状况(physical condition,P);②上肢功能(upper limb function,U);③下肢功能(lower limb function,L);④感觉功能(sensory function,S);⑤排泄功能(excretory function,E);⑥社会心理状况(social psychological status,S)。每一项又分四个功能等级:1 级为正常,无功能障碍;2 级为轻度功能障碍;3 级为中度功能障碍;4 级为重度功能障碍。总分为 6 分(六项均为 1 级)者功能最佳,24 分(六项均为 4 级)者功能最差。此表主要用于评定慢性疾病患者、老年人和住院患者的 ADL 能力。

评分标准:按表中各项评出分数后相加得出总分。6 分为功能最佳;大于 12 分表示自理生活严重受限;大于 16 分表示有严重残疾。

4. 修订的 Kenny 自理评定 由 Schoening 和 Kenny 护理研究所人员提出,后经过修订。修订的 Kenny 自理评定是经过标准化的躯体功能评定方法。该法将 ADL 分为床上活动、体位转移、移动、穿衣、个人卫生、进食六个方面,每个方面又分为若干项,共 17 项。每个方面内容分为 5 个功能级,记分标准 0~4 分,六个方面总分为 0~24 分,0 分表示完全依赖,24 分表示完全独立。

(二) IADL 评定量表

1. 功能活动问卷 原用于研究社区老年人独立性和轻症老年痴呆。FAQ 评定分值越高表明障碍程度越重,正常标准为小于 5 分,大于或等于 5 分为异常。FAQ 是目前 IADL 评定量表中效度最高的,而且项目较全面,建议首先选用。

2. 快速残疾评定量表(RDRS) 由 Linn 于 1967 年提出,后经过修订。此表用于住院和在社区中生活的患者,对老年患者尤为合适。RDRS 评定项目包括以下三大项内容。

(1) 日常生活需要帮助程度:包括进食、行走、活动、洗澡、穿衣、如厕、整洁修饰、适应性项目(如财产处理、打电话等)。

(2) 残疾程度:包括言语交流、听力、视力,饮食不正常,大小便失禁,白天卧床,用药。

(3) 特殊问题程度:包括精神错乱、不合作(对医疗持敌视态度)、抑郁。

RDRS 共有细分项目 18 项,每项最高 3 分,最高分值为 54 分。分值越高表示残疾程度越重,完全正常为 0 分。

三、日常生活活动能力评定的注意事项

(1) 评定前应与患者交谈,讲明评定的目的,以取得患者的理解与合作。

(2) 评定前应了解患者的基本情况,如肌力、肌张力、关节活动范围、平衡性、协调性、感觉等,以确定其残存的功能和缺陷,以及是否需要专门的设备。

(3) 给予的指令应详细、具体,不要让患者无所适从。除非评定表中有说明,否则使用辅助工具或采取替代的方法,均认为是独立完成活动,但应注明。

(4) 如不能顺利完成某一项活动,可给予一定的帮助,然后继续评定下一个项目。评定期间不要让患者失败,也不要提供太多的帮助。如果某项活动显然是挣扎着完成,则可暂停,或换下一项活动。

(5) 评定可分期进行。但应首选 ADL 评定量表中较简单和安全的项目进行,然后是较困难和复杂的项目。

(6) 评定可在实际生活环境中进行,也可在 ADL 专项评定中进行。不便和不易完成的动作,可通过询问患者或家属的方式取得结果。

(蓝花红)

Note

第九节　高级脑功能评定

能力目标

1. 掌握：感觉、知觉、认知功能及知觉障碍的概念。
2. 熟悉：认知障碍及知觉障碍的评定方法。
3. 了解：常见知觉障碍的临床特征。

一、概述

1. 感觉　脑对直接作用于感觉器官的客观事物的个别属性的反应。

2. 知觉　脑对直接作用于感觉器官的客观事物的整体属性的反应。

3. 认知　认识和知晓事物过程的总称，是人类大脑所特有的高级功能，包括注意、知觉、思维、记忆及执行等。

4. 认知障碍　认知障碍是脑损伤造成大脑在摄取、存储、重整和处理信息的基本功能出现的异常表现。

二、认知功能评定

认知功能评定的实施方法如下。

1. 筛查法　从总体上大致检查出患者是否存在认知障碍的方法，如简易精神状态检查（MMSE）、蒙特利尔认知评估（MoCA）。

2. 成套测验法　用于认知功能较全面的定量测定，当分值低于正常范围时，提示该患者存在认知障碍。如洛文斯顿作业认知评定成套测验、Halstead-Reitan 神经心理学成套测验、韦克斯勒记忆量表。

3. 功能检查法　通过直接观察患者从事日常生活活动的情况，评定其相关认知功能障碍程度。可更准确、直接地评价认知功能障碍对患者实际生活的影响情况。如 Arnadottir 作业疗法——日常生活活动神经行为评定。

4. 特异性检查法　对认知障碍进行特异性诊断，评定患者属于哪一种特殊类型的认知障碍，以制订康复治疗计划，如绘钟测试、威斯康星卡片分类测验等。

三、知觉障碍评定

1. 感觉

（1）内部感觉：运动觉、平衡觉、机体觉。

（2）外部感觉：视觉、听觉、味觉、嗅觉。

2. 知觉

（1）简单知觉：视知觉、听知觉、触知觉、嗅知觉、味知觉。

（2）综合知觉：时间知觉、运动知觉等。

3. 知觉障碍分类　知觉障碍可以分为躯体构图障碍、视空间关系障碍、失认症、失用症四类。

（1）躯体构图障碍：指本体感觉、触觉、视觉、肌肉运动知觉以及前庭觉传入信息整合后形成的神经性姿势模型，其中包含了对身体各部分及其相互关系以及人体与环境关系的认识（自身在空间关系中的定位特征）。

躯体构图障碍的临床表现分为知觉性单侧忽略和再现性单侧忽略。知觉性单侧忽略是指不能看到脑损伤对侧的实际空间环境。如吃饭时吃完右边的饭菜,剩下左边;严重时整个身子向右倾斜并将盘子推向右边;阅读时常从页面的中线部分开始阅读;写字时从中线部分开始写或从偏右侧开始向右写下去。再现性单侧忽略是指不能在脑海中重现脑损伤对侧的空间环境。如当患者想象自己走在一条熟悉的街道上时,能够准确地描述出位于右边的建筑物,却想不起位于左边的建筑物。令患者想象着从街道的另一方向反过来走,先前位于患者左边的建筑物此时变为了右边的,先前位于患者右边的建筑物此时变为了左边的。此时患者只能描述目前位于右边的,先前描述过的右边的却想不起来了。

躯体构图障碍的评定方法有二等分线段、划销测验、画图测验、双侧同时刺激检查、功能检查等。

①二等分线段:在一张白纸上,平行排列三组线段,每组含 6 条线段,长度分别为 10 cm、12 cm、14 cm、16 cm、18 cm、20 cm。患者挺胸坐立,嘱患者用笔在每条线段中点处做一标记,等分为二。要求患者注意每一条线段,尽量不要遗漏。每条线段上只能画一个标记。偏移距离超出全长的 10%或与正常组对照偏移大于 3 个标准差者为异常。最后计算出患者的平均偏离百分数。线段越长,左侧单侧忽略的患者所作出的切分点越偏向右。

②划销测验:在一张白纸上有 40 条线段按一定规则排列,每条长约 2.5 cm,要求被测者划销所看到的线段,最后分析未被划掉的线段数目及偏向。还可划销数字、字母、符号。也可将某一个同样的字用红笔画出来。

③画图测验:检查者将画好的房子出示给被测者,要求被测者按照样本临摹。也可进行画钟、画花测验。

④双侧同时刺激检查:首先进行单侧感觉刺激(视觉、听觉、触觉),然后双侧同时给予刺激,观察患者的反应。症状较轻患者,单侧刺激病灶对侧时,可以出现反应。双侧同时刺激时,则病灶同侧有反应但病灶对侧不能反应或不能快速反应。

⑤功能检查:检查一侧肢体忽略时,要求患者根据指令指出或移动指定肢体部位。

(2) 视空间关系障碍:空间知觉是物体的空间特性(形状、大小、远近、方位)在人脑中的反应。主要包括形状知觉、大小知觉、深度知觉、方位知觉,其中深度知觉又包括绝对距离知觉(距离知觉)和相对距离知觉(立体知觉)。大脑右半球是视空间知觉的优势半球,以顶叶为主。

①图形-背景分辨障碍:a. 临床表现:不能从衣服上找到扣子,不能从衣服上找到袖口,不能告知本层楼梯的结束和下一层楼梯的开始,不能在白色床单上找到白色衬衣,不能在轮椅上找到手闸等。b. 检查方法:辨认重叠图形。给患者出示一张将三种物品重叠在一起的图片,然后要求患者用手指点或说出所见物品的名称,限 1 min 内完成辨认。c.功能检查:穿衣时,找袖子、扣子、扣眼以及衬衫的下部分等。

②视空间关系障碍:a. 临床表现:穿衣困难、梳妆困难、结构性失用和失算症等。

穿衣困难:由于区别一件衣服的前与后、里与外有困难而前后、里外反穿,两条腿同时穿进一条裤腿,错位系扣等。

梳妆困难:患者戴眼镜时上下颠倒,将下方义齿按在口腔内上方。重症者会给镜子里的人刷牙或洗脸,这种情况提示患者同时存在躯体失认。

结构性失用:饭前在餐桌上摆放餐具时,不能将盘子、碗筷等餐具放在合适的位置。由于不能判断挂钟的时针与分针的相对位置关系,因而不能说出正确的时间。

失算症:由于视空间关系障碍,患者不能列竖式进行算术运算。

b. 检查方法:连接点阵图、十字表、结构性运用检查和 ADL 检查。

连接点阵图:一张纸的左半边有一个点阵图,各点之间用线连接后形成一个图案,纸的右半边有一个相同图案的点阵图,要求患者用线将点连接成一个和左侧一模一样的图案。

十字表:一张空白纸、一张示范卡、一支笔。在示范卡不同的位置上画有若干个十字标,要求患者完全按照示范卡将十字标及其位置在白纸上准确无误地复制出来。

结构性运用检查:绘图,如画花、画钟等。观察画面的布局、表盘内代表时间数字的排列情况。

ADL 检查:在穿衣、梳洗、转移、进食等活动中观察患者取、放物品的情况,以及身体的相应位置的变化等。

③空间定位障碍：a. 临床表现：当家人发出的口头指令中包含方位名词时患者不知该做什么，如让患者将上肢举到头的上方、把脚放在轮椅的脚踏板上等。b. 检查方法：绘图、图片检查、功能性检查等。

绘图：将一张画有一个盒子的纸放在患者面前，令患者在盒子的下方或上方画一圈。

图片检查：将几张内容相同的图片呈"一"字摆放在患者面前，每张图片中都有两个不同的物品，但每张图片中二者相对的位置均不同，要求患者描述每一张图片中两物品之间的位置关系。

功能性检查：将一些物品如杯子、勺子、碗放在患者面前，并令患者根据要求摆放这些物品，如"将勺子放到碗里""将碗放到杯子旁边"等。

（3）失认症：失认症是指患者丧失了对物品、人、声音、形状或者气味的识别能力。在特定感觉正常的情况下，患者不能通过该感觉方式认识以往熟悉的事物，但仍可以利用其他感觉途径对其识别的一类症状。失认症是由于感觉信息向概念化水平的传输和整合过程受到破坏的结果，见于脑外伤、脑卒中、痴呆以及其他神经疾病的患者，多由于枕叶或顶叶特定区损伤而致。失认症包括视觉失认、听觉失认和触觉失认等。

①视觉失认的患者无法识别视觉刺激的意义，即在"能看见"的情况下，患者对所见的颜色、物体、图形等不能分辨其名称和作用，表现为物体失认、面容失认、颜色失认等。视觉失认与大脑左右半球颞、顶、枕叶联合区损伤有关，该区负责整合与记忆有关的视觉刺激。

视觉失认的评价方法如下。

物体失认：评定者将一些常用的东西，如梳子、眼镜、钥匙、铅笔、硬币、牙刷等物品逐一呈现，要求患者命名并解释其用途。

面容失认：评定者在患者面前摆放家人照片或若干张公众人物的照片，请其辨认。

颜色失认：评定者给患者出示绘有苹果、橘子、香蕉形状的无色图形的纸张。嘱患者用彩笔在每张图上涂相应的颜色。

②听觉失认是指患者在听觉正常的情况下，不能识别听到声音的意义。听觉失认包括非言语性声音识别和言语性声音失认。

听觉失认的评定方法如下。

听力检查：粗测。在安静的房间内，嘱患者闭目坐于椅子上，并用手指堵住另一侧耳道，评定者持机械手表自1 m以外逐渐移近患者耳部直至患者听到声音为止。测量结果与正常人对照。听力正常时约在1 m处即可听到机械表声。

非言语性听觉失认检查：评定者在患者背后发出各种不同声响，如敲门、杯子相碰、拍手等，测试患者能否判断是什么声音。

③触觉失认是指不能通过触摸识别物品。尽管患者触觉、温度觉、本体感觉等基本感觉正常，但闭目后不能凭触觉辨别物品的大小、形状、性质，从而对早已熟悉的物品的名称、功能及用途等不能确认。触觉失认与顶叶损伤使躯体感觉皮质与躯体感觉联合皮质以及脑的其他部分失去联系有关。

触觉失认的评定方法如下。

在桌子上摆放各种物品，如球、铅笔、硬币、戒指、纽扣、积木、剪刀等，先让患者闭眼用手触摸其中一件，辨认是何物，然后放回桌面，再让患者睁眼，从中挑出刚才触摸过的物品。

用塑料片做10个几何图形，如三角形、五角形、正方形等，先让患者闭眼触摸其中的一块，然后睁开眼睛，从中找出与刚才触摸过的物品相同的图形。

（4）失用症：失用症是指由于大脑皮质损害而造成的有目的的行为障碍，患者不能正确地计划和执行某些有意识的行动和行为，而此时患者常无运动和感觉障碍，并可以做一系列有目的的运动。大脑前运动区损伤可出现失用症，表现为运动程序打乱，不能进行一系列有目的的运动。失用症包括结构性失用症和运动性失用症。

失用症评定方法：常用活动逻辑试验。让患者泡茶、刷牙。把牙膏、牙刷放在桌上，让患者打开牙膏盖，拿起牙刷，将牙膏挤在牙刷上，然后去刷牙。如果患者动作错乱，则为阳性。

①结构性失用症是以空间失认为基础的一种失用症,表现为对三维空间结构的感知觉和运动程序之间的障碍,虽然患者有形状知觉,也有辨别觉和定位觉,但患者不能模仿拼出立体结构,即患者的视觉和运动觉过程之间发生分离。

双侧顶叶后部病变可伴有 Gerstmann 综合征中的一个或几个症状;左侧顶叶病变常伴有智能损害和观念性失用症;右侧顶叶或非优势半球顶叶病变很少伴有智能损害和观念性失用症,但结构性失用症的发生率较高。

结构性失用症评定方法如下。

复制几何图形:复制三维几何图形如长方体、立方体,或复杂的二维平面几何图形。

复制图画:要求患者默画房子、花、钟面,一张白纸画一幅。

复制模型:根据积木、木棍或木钉盘模型设计进行复制。每个图案呈现 10 s 后收起,要求患者再现图案。

拼图:图案不宜过于复杂。

功能活动:采用立体拼插、组装玩具进行实物组装。

②运动性失用症是最简单的失用症,常见于上肢或舌,如不能刷牙、洗脸、梳头,张口不能伸舌等,或动作笨拙。

病变部位常在非优势侧顶、枕叶交界处。

运动性失用症评定方法:请患者做扣纽扣、系鞋带、穿针引线的动作,不能完成者为阳性。

步行失用症指患者在不伴有下肢肌力、肌张力和反射异常的情况下,出现步行困难,或者患侧瘫痪时健侧肢体的运动出现失控,造成步行障碍。如让患者开始步行,可出现起步困难,甚至不能提腿迈步向前行走,但能越过障碍和上下楼梯;在患者前放一障碍物,如砖头,他就会迈出第一步,并可向前走,但拐弯有困难。病变部位在运动皮质的下肢区。

步行失用症评定方法:患者不能发起迈步,但遇到障碍物可以自动越过,遇到楼梯能上楼,迈步开始后拐弯有困难等异常表现。

(蓝花红)

第十节　语言功能评定

能力目标

1. 掌握:构音障碍及失语症的概念。

2. 熟悉:语言功能评定方法。

3. 了解:构音障碍的类型。

言语的产生是通过呼吸系统、发声系统、构音系统三个系统的协调活动来实现的。呼吸系统是动力源,提供充足的气压和气流来启动和维持发声。发声系统是振动源,喉部声带提供充足的能量,以及合适的声学频谱来构建言语声。构音系统是通过调整声道的形状以产生不同的言语声,如元音、双元音、擦音、边音与鼻音等。

一、构音障碍评定

构音障碍(dysarthria)是指言语发音困难、嗓音产生困难、气流中断或者言语韵律出现困难,又称言语障碍。构音障碍分为运动性构音障碍、器质性构音障碍和功能性构音障碍。

1. 运动性构音障碍 运动性构音障碍指神经肌肉病变引起构音器官的运动障碍,出现发声和构音不清等症状。常见于脑血管疾病、颅脑损伤、脑瘫、多发性硬化等疾病患者。

2. 器质性构音障碍 器质性构音障碍指构音器官异常导致的构音障碍,如腭裂。

3. 功能性构音障碍 功能性构音障碍指在不存在任何运动障碍、听觉障碍和形态异常的情况下,部分发音不清晰。多见于学龄前儿童及癔症患者。

语言障碍指语言的理解、表达以及交流过程中出现的障碍,包括语言发育迟缓、发育性语言困难、后天获得性失语等。

言语障碍可表现在发音、言语连接、言语流畅及言语速度以及词义表达等方面。

二、失语症评定

上下文中和非口语的过程中词语应用出现障碍,称为失语症(aphasia),是言语获得后的障碍,指在意识清楚的情况下,由于优势半球的语言中枢病变导致的语言表达或理解障碍,常表现为发音和构音正常但不能言语,肢体运动功能正常但不能书写,视力正常但不能阅读,听力正常但不能理解言语,即听、说、读、写、计算等方面的障碍。临床常见于脑梗死、脑出血、颅脑损伤等疾病,尤其是左侧大脑半球的损伤。

(蓝花红)

第十一节 心理评定

能力目标

1. 掌握:智力及情绪的概念。
2. 熟悉:心理评定的基本方法。
3. 了解:常用的心理评定量表。

一、智力测验

智力是人们在获得知识和掌握技能以及解决实际问题时所必备的心理条件或特征。国际通用智力测验有比奈量表(Binet Scale,B-S)、韦克斯勒量表(Wechsler Scale,W-S)、Kaufman 儿童评定成套测验(K-ABC),此外还有图片排列分测验、填图分测验、积木图案分测验。

二、情绪测量

情绪是对一系列主观认知经验的通称,是人对客观事物的态度体验以及相应的行为反应。包括主观体验、面部动作、中枢和外周神经系统、认知或信息处理的变化以及行为动作倾向。其反应模式为:情境-评价-情绪反应。

情绪测量的类型包括主观体验的自我报告、情绪的观察评定、情绪的面部测量、情绪的自主神经系统测量、情绪的大脑测量、情绪的声音测量等。

1. 主观体验的自我报告 主观体验的自我报告可以分为单条目测量和多条目测量,这些评定需要实时评定,这个方法可能常出现社会赞许性回答(为了使自己看起来更"好")和极端回答(出于某种动机故意选用极端的值来描述自己的情绪)两种不利情况。

2. 情绪的观察评定 情绪的观察评定技术关键在于记录报告、录音或者转录对话、面部行为录像或拍照,通过综合这些数据,判断目标个体整体上或某个瞬间的情绪状态。

3. 情绪的面部测量 情绪的面部测量是通过面部行为编码系统、肌电图等方法进行测量。

4. 情绪的自主神经系统测量 情绪的自主神经系统测量与情绪的关联性目前没有明确的定论,因此须与其他非自主神经系统测量同时使用。有效的自主神经系统测量有皮肤电活动、呼吸活动、心血管活动、传感器(如心率、血压等)反应等。

5. 情绪的大脑测量 情绪的大脑测量包括脑电图、正电子扫描技术和功能核磁共振成像技术等。

6. 情绪的声音测量 情绪的声音测量是利用高科技把语言转化为数字信号,利用声学设备分解语言样本的音波,进而得到声音的一些参数,用以判断情绪。

三、人格测量

人格测量常用的方法有问卷法(自陈量表)和投射测验两种。问卷法(自陈量表)的测量动机系统是意识层面的,而投射测验的测量动机系统是潜意识层面的。

(一) 问卷法(自陈量表)

(1)明尼苏达多相人格调查表(Minnesota multiphasic personality inventory,MMPI)、艾森克人格问卷(Eysenck personality questionnaire,EPQ)、卡特尔16种人格因素问卷(16 personality factor questionnaire,16PF)。

(2)维度型人格测量:无限多的个体差异中确定出最重要的方面。使用主要成分分析方法获得特质相关量表的测量方法称为维度型测量。

(3)五大因子模式:神经质、外向性、开放性、责任感、宜人性。

(二) 投射测验

罗夏测验(Rorschach test)是现代心理测验中最主要的投射测验,也是研究人格的一种重要方法。罗夏测验包括10张结构模糊的墨迹图,其中5张黑色墨迹图、2张黑、灰色外加红色墨迹图、3张彩色墨迹图。

罗夏测验方法如下。

(1)联想阶段:将10张图片按顺序一张一张交给被测者,要求说出在图中看到了什么,不限时间、回答数目,尽可能多说,直到停止回答时换另一张,每张如此进行。

(2)询问阶段:看完10张图后,再从头对每一回答询问,问看到的是整张图还是图中的某一部分,询问为什么这些部位像他所说的内容,并将所指部位和回答的原因一一记录。

(3)分析评分阶段:罗夏测验是一个颇有价值的测验。主要反映个人人格特征,也可反映精神病指标,但这些病理指数都是经验性的。罗夏测验记分和解释方法复杂,经验性成分多,实施有相当的难度。

四、临床神经心理测验

按照测验的形式,可以分为单项测验和成套测验。单项测验主要是进行神经心理筛选,成套测验是全面地测量神经心理功能。

(一) 单项测验(神经心理筛选测验)

①Bender-Gestalt测验:测查空间能力。

②威斯康星卡片分类测验(WCST):测查的是抽象思维能力。

③本顿视觉保持测验(BVRT):主要用于脑损伤后视知觉、视觉记忆、视觉空间结构能力的评估。

④快速神经学甄别实验(QNST):主要用于测量与学习有关的综合神经功能。

⑤皮肤电反应(GSR):测量的是全身最大的器官——皮肤的电阻。

⑥Stroop试验:该测验常用于注意缺陷多动综合征等的粗略筛选。

⑦线段中分试验:区分大脑左右侧病变、双侧弥漫性病变患者及健康对照,还可作为疾病预后的评估手段。

（二）成套神经心理测验

H-R成套神经心理测验（Halstead-Reitan neuropsychological battery，HRB）目的：用于测查多方面的心理功能或能力状况。包括感知觉、运动、注意力、记忆力、抽象思维能力和言语功能等。

（三）心理评定量表

心理评定量表按照评定方式分自评量表和他评量表。自评量表是被测者根据量表的题目和内容自行选择答案做出判断的评定量表。他评量表是被测者根据量表的题目和内容自行选择答案做出判断的评定量表。

自评量表主要有90项症状自评量表（symptom checklist 90，SCL-90）、抑郁自评量表（self-rating depression scale，SDS）、焦虑自评量表（self-rating anxiety scale，SAS）、生活事件量表（life event scale，LES）、特质应对方式问卷（trait coping style questionnaire，TCSQ）。他评量表有汉密尔顿抑郁量表（Hamilton depression scale，HAMD）等。

（蓝花红）

第十二节　营养状态评定

能力目标

1. 掌握：营养评定及营养风险筛查的定义。
2. 熟悉：营养不良的分类。
3. 了解：营养状态评定方法。

一、概述

（一）营养评定定义

营养评定是指临床营养专业人员通过膳食调查、人体组成测定、人体测量、生化检查、临床检查、综合营养评定方法等手段，对患者的营养代谢和机体机能等进行全面检查和评估，以确定营养不良的类型及程度，估计营养不良所致后果的危险性，用于制订营养支持计划，考虑适应证和可能的副作用，并监测营养支持的疗效。

（二）营养风险筛查定义

营养风险筛查是指由临床医护人员、营养师等实施的快速、简便方法，以决定是否需要制订和实施营养支持计划。

二、营养不良的分类

营养不良包括营养过剩和营养不足。按照营养不良的程度可以分为轻度、中度和重度营养不良。

1. 轻度营养不良　体检不易发现明显异常，仅表明能量-蛋白质摄入不足，使营养指标下降，体力下降。

2. 中度营养不良　人体测量指标和生化检验指标明显偏离正常值，免疫力、耐受手术和耐受创伤能力尚可，但短时间摄入不足可迅速发展为严重营养不良。

3. 重度营养不良　目前临床上对许多营养评定指标确定了具体标准，认为若偏离该标准至超过一定范围则为重度营养不良，此种患者并发症和病死率明显增加。

按照营养不良的来源,可以分为能量-蛋白型营养不良、干瘦或单纯饥饿型营养不良、低蛋白血症或急性内脏蛋白消耗型营养不良、混合型营养不良。

三、营养状态评定方法

（一）膳食调查

膳食调查主要了解被调查对象的饮食习惯、每天所食用各类食物的品种和数量、常用的烹调方法、饮食制度和餐次分配、饮食卫生等。调查方法有称量法、记账法、询问法、膳食记录法、化学分析法。

（二）人体测量

人体测量是评价人体营养状况的主要手段之一,通过测量相关指标可了解被测对象的一般营养状况。一般包括身长、体重、皮下脂肪厚度、上臂围、腰围、臀围等,处于生长发育期的儿童可加测头围、胸围及坐高。

（三）生化检查

利用各种生化检查可测定蛋白质、脂肪、维生素及微量元素的营养状态和免疫功能,由于营养素在组织及体液中浓度下降,组织功能的降低及营养依赖酶活力下降等均早于临床或亚临床症状的出现,故生化检查对及早发现营养缺乏的种类和程度有重要意义,它能提供客观的营养状态。生化检查的好处是不受主观因素的影响,并且可确定存在哪一种营养素的缺乏。

（四）综合营养的评定

1. 人体测量 身高、体重、体重变化(如异常增加或减轻)。
2. 整体评定 生活类型、医疗、疾病状况。
3. 膳食问卷 食欲、食物数量、餐次、营养素摄入量、摄食障碍。
4. 主观评定 对健康和营养状况的自我监测。

（蓝花红）

直通护考

一、单选题

1. 残疾的根本性预防措施是( )。

A. 一级预防　　　B. 二级预防　　　C. 三级预防　　　D. 一级预防前　　　E. 以上都是

2. 残疾康复的最终目标是( )。

A. 生活自理　　　B. 回归社会　　　C. 劳动就业　　　D. 经济自主　　　E. 以上都是

3. Lovett 肌力评价方法中,下列哪一个级别是根据触诊来确定的? ( )

A. 5 级　　　B. 4 级　　　C. 3 级　　　D. 2 级　　　E. 1 级

4. 关节的主动运动范围小于被动运动时提示( )。

A. 肌肉协调性障碍　　　B. 肌力下降　　　C. 肌肉耐力下降

D. 结缔组织异常　　　E. 关节异常

5. 重度二级智力残疾是指( )。

A. IQ 小于 20　　　B. IQ 在 20 至 30 之间　　　C. IQ 在 35 至 49 之间

D. IQ 在 50 至 69 之间　　　E. IQ 在 60 至 69 之间

6. 下面属于运动性失语特点的是( )。

A. 理解能力较差,复述较好

B. 理解能力较差,复述较差

参考答案

Note

C. 理解能力较好,复述较好

D. 理解能力较好,复述较差

7. 矫形器的基本作用不包括(   )。

A. 稳定支持和保护　　　　　　　B. 预防矫正畸形　　　　　　　C. 减轻轴向承重

D. 改善生活独立能力　　　　　　E. 装饰作用

8. 关于协调性训练,下列哪项是正确的?(   )

A. 两侧轻重不等的,先训练重的一侧

B. 症状轻的患者,可以从步行中开始进行训练

C. 从小范围缓慢的动作过渡到大范围快速动作

D. 从简单的单侧逐步过渡到比较复杂的双侧

E. 两侧残疾程度相同的,原则上先从左侧开始

9. 关于 ADL 评定目的,下列哪些说法是正确的?(   )

A. 确定独立程度

B. 判断预后

C. 修订方案、总结治疗经验

D. 为制订治疗方案提供依据

E. 以上都是

二、多选题

患者,男,20 岁,右手腕部被刀割伤 2 h。查体:右手垂腕,垂指畸形,腕关节不能背伸,掌指关节不能伸直,手背桡侧感觉减退。临床考虑右手桡神经损伤,其康复治疗错误的是?(   )

A. 配合超短波治疗消除局部炎症、水肿

B. 右手腕关节固定于功能位

C. 对右手功能进行评定,包括畸形、关节活动范围测量、日常生活活动能力的评定等

D. 以轻运动量开始的被动运动为主,患者出现主动运动时,应积极进行主动活动

E. 开始即应进行主动活动的训练,以便早日康复

第四章 常用康复护理技术

第一节 良肢位的摆放

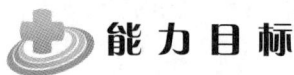

能力目标

1. 掌握:良肢位的定义。
2. 熟悉:偏瘫患者良肢位摆放及脊髓损伤患者良肢位摆放的要点。
3. 了解:偏瘫患者良肢位摆放及脊髓损伤患者良肢位摆放的目的。

体位是指人的身体所保持的姿势或某种位置。在临床上通常是指患者根据治疗、护理以及康复的需要所采取并能保持的身体姿势和位置。在康复护理中,康复护士应根据疾病的特点、协助并指导患者摆放正确、舒适的体位。康复护理中常用的体位摆放技术有良肢位、功能位、烧伤患者抗挛缩体位的摆放等。

良肢位指躯体、四肢的良好体位。在脑损伤患者的康复护理中,良肢位摆放的目的是防止或对抗痉挛姿势的出现、保护肩关节及早期诱发分离运动。

正确的体位摆放有预防和减轻挛缩或畸形的出现、使躯干和肢体保持在功能状态的作用,定时更换体位有助于预防并发症的发生。体位的摆放是康复护理工作中的重要部分,康复护士应根据疾病的种类以及疾病的发展阶段,协助并指导患者采取正确的体位。

一、偏瘫患者良肢位的摆放

脑损伤偏瘫患者的良肢位摆放:在急性期时,大部分脑损伤患者的患侧肢体处于迟缓状态。急性期过后,患者逐渐进入痉挛阶段。大部分患者的患侧上肢以屈肌痉挛占优势,患侧下肢以伸肌痉挛占优势。长时间的痉挛会造成关节挛缩、关节半脱位和关节周围软组织损伤等并发症。早期实施良肢位的摆放,可有效预防各种并发症的发生,为后期康复打下良好的基础。脑损伤患者的良肢位摆放包括患侧卧位、健侧卧位、仰卧位、床上坐位等。

(一)患侧卧位

患侧卧位即患侧肢体在下方,健侧肢体在上方的侧卧位。患侧卧位对偏瘫患者的康复来说是最重要的体位,又称第一体位或首选体位。该体位可以伸展患侧肢体、缓解痉挛,使瘫痪关节韧带受到一定压力,促进本体感觉的输入,同时利于自由活动健侧肢体。

取患侧卧位时,患者的头下给予合适高度(一般为 10~12 cm)的软枕,躯干稍向后旋转,后背用枕头支撑。患臂前伸,前臂外旋,避免患肩受压和后缩;手指伸展,掌心向上,手中不应放置任何东西,以免诱发抓握反射而强化患侧手的屈曲痉挛,患侧髋下、臀部、大腿外侧放垫枕,防止下肢外展、外旋,膝下稍垫起,保持伸展微屈,踝关节中立位,足尖向上,防止足下垂。健侧上肢放在身上或后边的软枕上,避免放在身前,以免因带动整个躯干向前而引起患侧肩胛骨后缩,健侧下肢充分屈髋屈膝,脚下放一软枕支撑(图4-1-1)。

(二)健侧卧位

健侧卧位即健侧肢体在下方,患侧肢体在上方的侧卧位。此体位避免了患侧肩关节的直接受压,减少了患侧肩关节的损伤,但是限制了健侧肢体的主动活动。

取健侧卧位时,患者的头下给予合适的软枕,胸前放一软枕。患肩充分前伸,患侧肘关节伸展,腕、指关节伸展放在枕上,掌心向下。患侧髋关节和膝关节尽量前屈90°,置于体前另一软枕上,注意患侧踝关节不能内翻悬在软枕边缘,以防造成足内翻下垂。健侧肢体自然放置(图4-1-2)。

(三)仰卧位

仰卧位即面部朝上的卧位。这种体位容易受紧张性颈反射的影响,极易激发异常反射活动,从而强化了患者上肢的屈肌痉挛和下肢的伸肌痉挛。因此,因尽量缩短仰卧位的时间或与其他体位交替使用。

取仰卧位时,患者使用的软枕不宜太高,以防因屈颈而强化了患者的痉挛模式。患侧肩下垫一软枕,使肩部上抬前挺,以防肩胛骨向后挛缩,患侧上臂外旋稍外展,肘、腕关节伸直,掌心朝上,手指伸直并分开,整个患侧上肢放置于枕头上。患侧髋下放一枕头,使髋向内旋,患侧臀部、大腿外侧下放一枕头,其长度要足以支撑整个大腿外侧,以防下肢外旋,膝关节稍垫起微屈并向内。足底不放任何东西,以防止增加不必要的伸肌模式的反射活动(图4-1-3)。

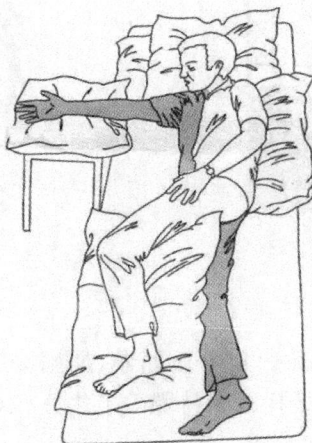

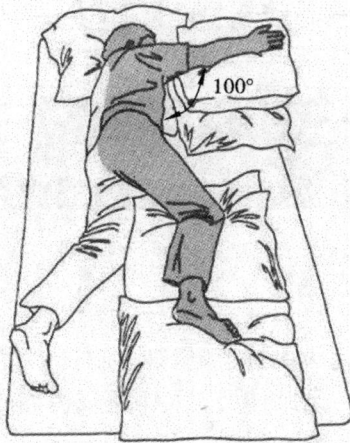

图 4-1-1 患侧卧位   图 4-1-2 健侧卧位   图 4-1-3 仰卧位

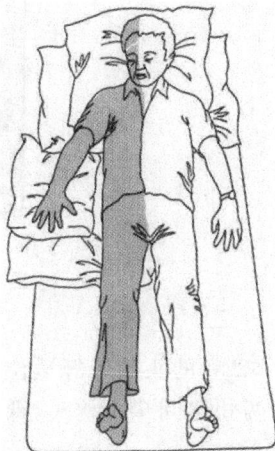

(四)床上坐位

当病情允许时,应鼓励患者尽早在床上坐起。但是床上坐位难以使患者的躯干保持端正,容易出现半卧位姿势,加重躯干的屈曲,激化下肢的伸肌痉挛。因此在无支持的情况下应尽量避免这种体位。

取床上坐位时,患者背后给予多个软枕垫实,使脊柱伸展,达到直立坐位的姿势,头部无须支持固定,以利于患者主动控制头的活动。患侧上肢抬高,放置于软枕上。有条件的可给予一个横过床的可调节桌子,桌上放一软枕,将患者的患侧肘及前臂放在软枕上面。髋关节屈曲近90°(图4-1-4)。

二、脊髓损伤患者良肢位的摆放

脊髓损伤截瘫患者由于双下肢同时受累并长期卧床,髋关节易出现挛缩内收、膝关节僵直、踝关节内翻、足下垂,因此,应注意截瘫患者下肢体位的正确摆放。

(一)仰卧位

患者的头枕于舒适位,双上肢伸展舒适摆放,肩胛下垫枕,使肩上抬前挺。两侧髋关节伸展,在两大腿外侧各放置一长枕,防止髋关节外旋,膝关节下用小枕垫起保持微屈,两腿之间放置一长枕,使髋关节轻度外展,足部保持中立位,足尖向上,足底放软枕(图4-1-5)。

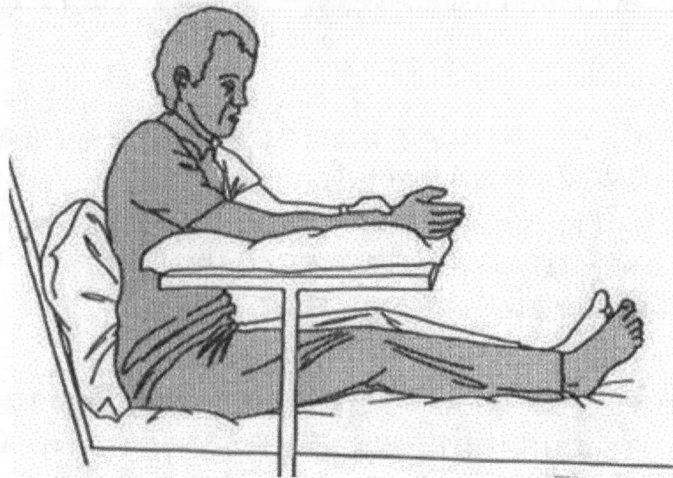

图 4-1-4　床上坐位

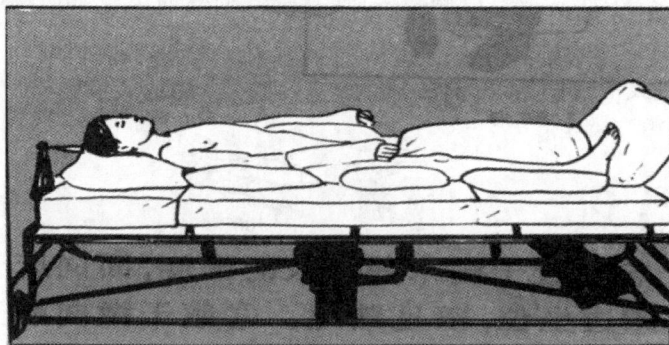

图 4-1-5　仰卧位

（二）侧卧位

患者的头枕于舒适位，背部放枕头保持稳定，双上肢自然放置，保持舒适。双下肢屈髋、屈膝 30°左右，两腿之间垫一枕头，踝关节背屈，足趾伸展。足下垂或内翻的患者可戴足托以保持踝关节中立位（图 4-1-6）。

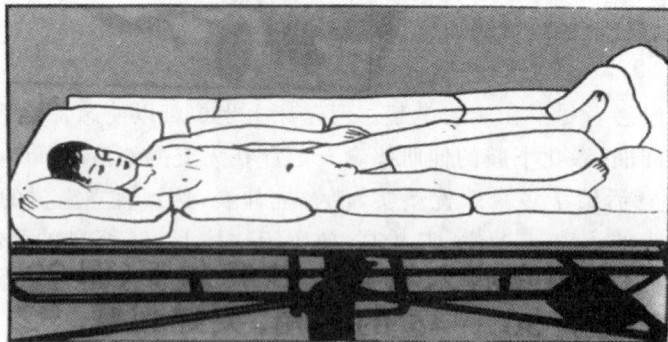

图 4-1-6　侧卧位

（三）俯卧位

患者面朝下，颈、胸下各置一枕，保持舒适，肩关节外展 90°，肘关节屈曲 90°，前臂旋前位，或双上肢自然下垂于床两侧。髋关节伸展，髋部两侧垫枕，双膝关节和踝关节下垫枕，踝关节保持垂直，这种体位一般在压疮预防或治疗时短时间使用（图 4-1-7）。

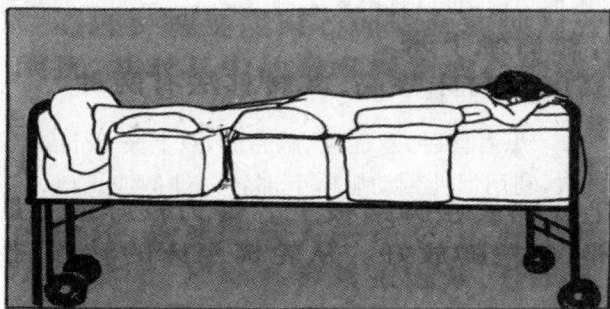

图 4-1-7 俯卧位

（张智慧）

第二节 体位转移训练

能力目标

1. 掌握：体位转移的概念。
2. 熟悉：各种体位转移训练的要点。
3. 了解：体位转移的方式及注意事项。

一、概述

体位转移是指通过一定的方式改变身体的姿势或位置。定期的体位转移，可促进血液循环，预防因静止卧床而引起的坠积性肺炎、压疮、肌肉萎缩、关节挛缩和深静脉血栓等并发症发生，最大限度地保持各关节的活动范围。另外，根据康复训练的要求，需要有体位转移的配合，才能实现康复训练的目的。因此，体位转移对于保障康复和促进康复效果具有极其重要的意义。

二、体位转移的方式

根据体位转移完成过程中主动用力程度，可将体位转移分为主动体位转移、助动体位转移和被动体位转移三种。

（一）主动体位转移

主动体位转移是指患者不需任何外力帮助，能够按照自己的意愿，或者为了配合治疗、护理及康复的要求，通过自己的能力随意转移并保持身体的姿势和位置。

（二）助动体位转移

助动体位转移是指在外力协助下，通过患者主动努力而完成转变的动作并保持身体的姿势和位置。

（三）被动体位转移

被动体位转移是指完全依赖外力搬动并利用支撑物保持身体的姿势和位置。外力通常由康复护士施行，也可由患者家属施行。支撑物可以是软枕、小棉被、浴巾和沙袋等。

三、体位转移训练

体位转移包括床上体位转移、坐-卧位转移、坐-站位转移以及床与轮椅、轮椅与坐厕之间的转移。

Note

47

根据患者的病情不同和功能障碍情况,可以选择患者独立完成、一人协助转移、二人协助转移等不同的方式。下面以偏瘫患者体位转换为例进行介绍。

（一）患者从仰卧位至侧卧位转换

1.独立从仰卧位至侧卧位　患者仰卧,双侧髋、膝屈曲,双上肢 Bobath 握手伸肘,肩上举约90°,肘关节伸展,双上肢左右摆动数次,利用惯性带动躯体上部转向健侧或患侧,随之骨盆旋转完成翻身动作（图 4-2-1）。

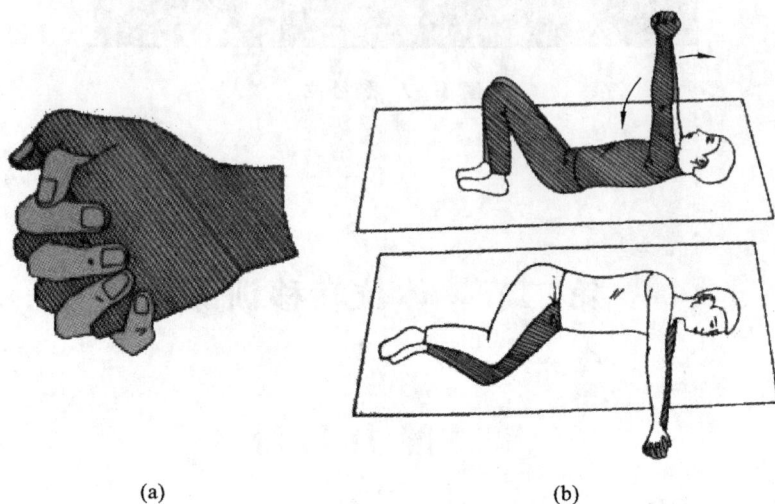

(a)　　　　　　　(b)

图 4-2-1　从仰卧位至侧卧位

2.一人协助从仰卧位至侧卧位

（1）患者取仰卧位,双手十指相互交叉,患手拇指在上,放于腹部,双膝关节屈曲,双足支撑于床面上。

（2）康复护士站在病床一侧,分别将患者肩部和髋部移向靠近康复护士一侧床缘,然后一手扶托肩部,另一手扶托髋部,轻推患者转向对侧,使患者背向康复护士呈侧卧位（图 4-2-2）。

（3）整理床铺,需要时用软枕支撑,使患者舒适,并维持良肢位。

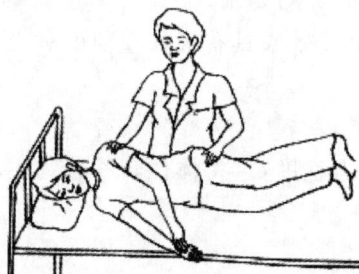

图 4-2-2　一人协助从仰卧位至侧卧位

3.二人协助从仰卧位至侧卧位

（1）患者取仰卧位,双手十指交叉,患手拇指在上,放于腹部,双下肢伸直。

（2）两名康复护士站在病床同一侧,一人扶托患者颈肩和腰部,另一人扶托患者髋部和膝部,两人同时将患者移向近侧床缘,然后二人分别扶住患者肩和腰、髋和膝部,同时轻推患者转向对侧,使患者背向康复护士呈侧卧位（图 4-2-3）。

（3）整理床铺,需要时用软枕支撑,使患者舒适,并维持良肢位。

（二）患者从仰卧位至长坐位转换

1.一人协助从仰卧位至长坐位

（1）患者仰卧,双上肢置于身体两侧,双侧肘关节屈曲支撑于床面上。

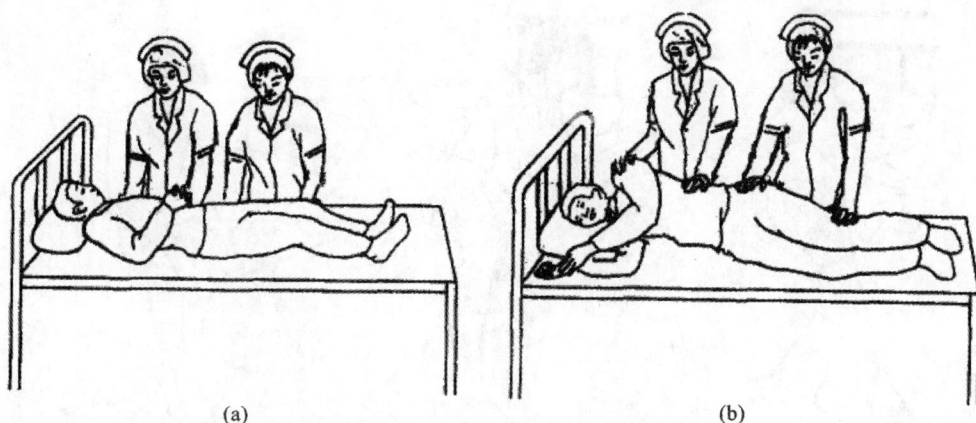

图 4-2-3 二人协助从仰卧位至侧卧位

（2）康复护士站于患者侧前方，双手扶托患者双肩并向上牵拉。

（3）指导患者利用双肘的支撑抬起上部躯干后，逐渐改用双手支撑身体而坐起（图 4-2-4）。

（4）整理床铺，调整坐姿，保持舒适。

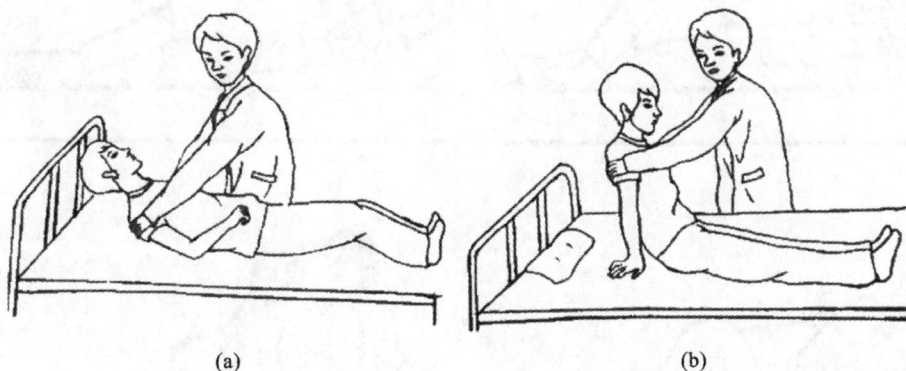

图 4-2-4 一人协助从仰卧位至长坐位

2．一人协助从长坐位至仰卧位

（1）患者取长坐位，从双手掌支撑于床面开始，逐渐改用双侧肘关节支撑身体，使身体缓慢向后倾倒。

（2）康复护士站于患者侧前方，以双手扶托患者双肩让患者逐渐向后倾倒，使患者缓慢完成从长坐位到仰卧位的转换。

（3）整理床铺，调整卧姿，使患者舒适，保持功能位。

（三）患者从卧位至床边坐位转换

1．独立从侧卧位转换至床边坐位

（1）从健侧翻身起坐法。

①患者取健侧卧位，患腿跨过健腿。

②用健侧前臂支撑自己的体重，头、颈和躯干向上方侧屈。

③用健腿将患腿移到床缘下。

④改用健手支撑，使躯干直立（图 4-2-5）。

（2）从患侧翻身起坐法。

①患者取患侧卧位，用健手将患臂置于胸前，提供支撑点。

②头、颈和躯干向上方侧屈。

③健腿跨过患腿，在健腿帮助下将双腿置于床缘下。

④用健侧上肢横过胸前置于床面上支撑，侧屈起身、坐直（图 4-2-6）。

Note

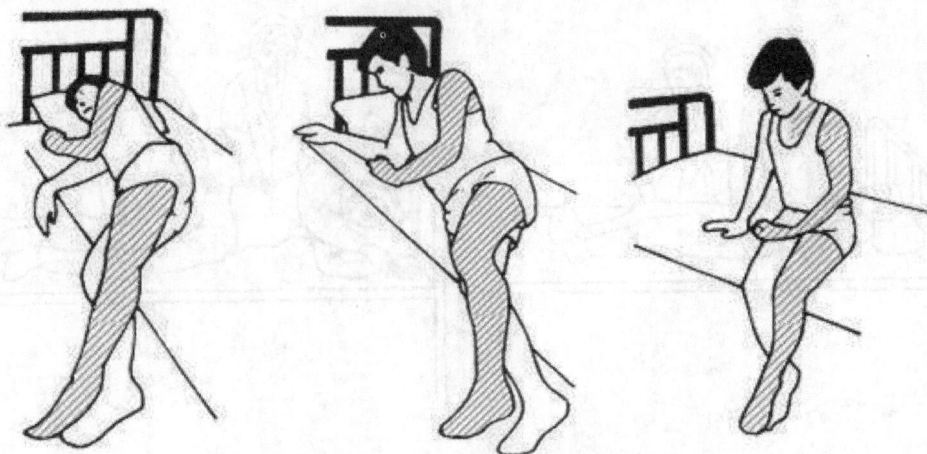

图 4-2-5　从健侧翻身起坐

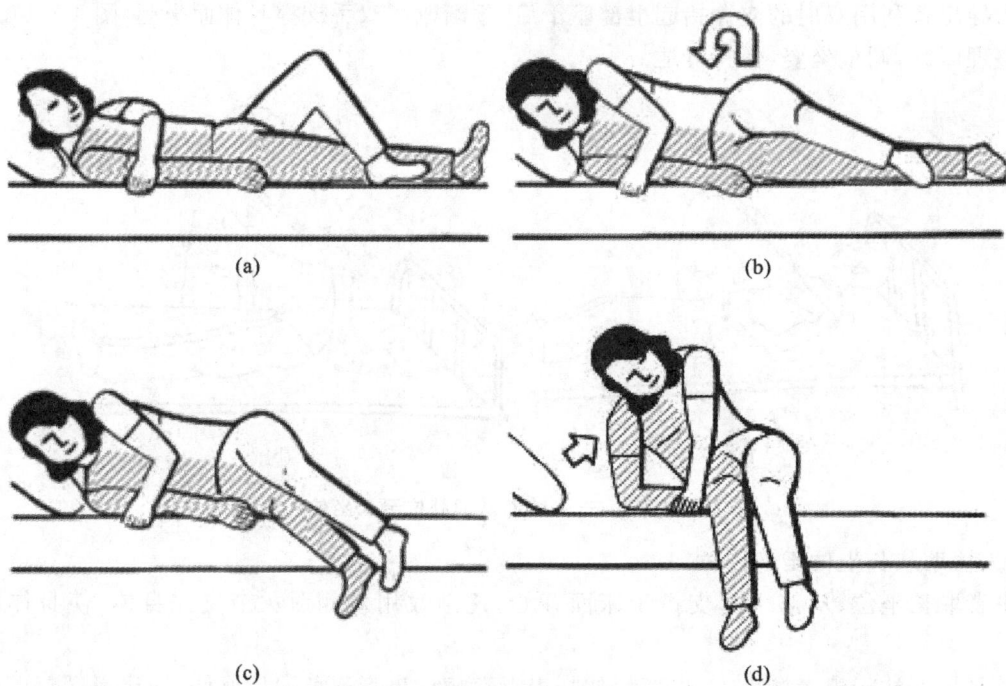

(a)　　　　　　　　　　　　　　　(b)

(c)　　　　　　　　　　　　　　　(d)

图 4-2-6　从患侧翻身起坐

2. 一人协助从床边卧位转换至坐位

（1）患者取侧卧位，两膝屈曲。

（2）康复护士先将患者双腿放于床边，然后一手托着位于下方的腋下或肩部，另一手按着患者位于上方的骨盆或两膝后方，令患者向上侧屈头部。

（3）康复护士抬起患者下方的肩部，以骨盆为枢纽转换成坐位。

3. 一人协助从床边坐位转换至卧位

（1）患者坐于床边，患手放在大腿上，患腿置于健腿上。康复护士站在其患侧（右侧），用左上肢托住患者的颈部和肩部。

（2）康复护士微屈双膝，将右手置于患者的腿下，当患者从患侧躺下时帮助其双腿抬到床上。

（3）康复护士转到床的另一侧，将双侧前臂置于患者的腰及大腿下方。患者用左足和左手用力向下支撑床面，同时康复护士向床的中央拉患者的髋部。调整好姿势，使患者取舒适的患侧卧位（图 4-2-7）。

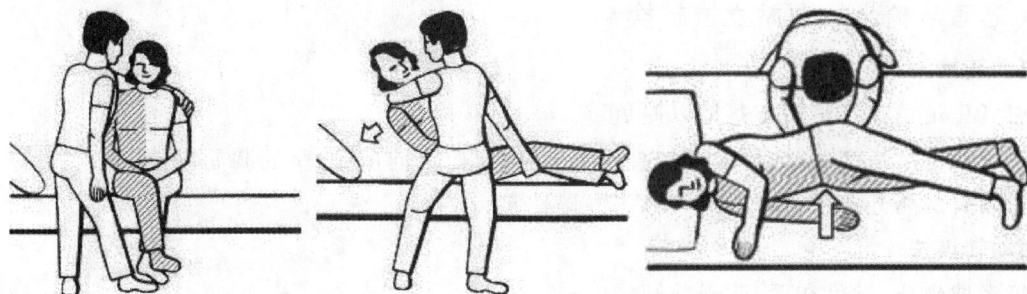

图 4-2-7　一人协助从床边坐位转换至卧位

（四）患者在床与轮椅间的转移

要求患者有一定的躯干控制能力，在康复护士的协助下完成转移动作。

1. 偏瘫患者从床到轮椅的站立位转移

（1）主动转换法：将轮椅置于患者床旁（健侧），轮椅与床成 30°～45°夹角，刹住车闸，移开脚踏板；患者坐在床边，双足着地，健手握住轮椅外侧扶手，躯干向前倾斜，用健手、健腿支撑站起；站稳后以健足为轴，向健侧缓慢转动身体，使臀部正对轮椅正面缓慢坐下；调整身体位置、坐稳，移回脚踏板，将双足放在脚踏板上。

（2）助动转换法：推轮椅到患者床旁（健侧），轮椅与床成 30°～45°夹角，刹住车闸，移开脚踏板；帮助患者坐于床边，使双足着地，躯干前倾；康复护士与患者面对面弯腰站立，用膝盖顶住患者患侧下肢膝部，双手抱住患者腰部或背部，患者健手扶在康复护士的颈部或肩部；患者身体向前倾斜，将其重心移至足上，臀部离开床面，同时以健腿为轴，向健侧旋转身体，使臀部对准椅面坐下（图 4-2-8）；帮助患者坐好，移回脚踏板，将患者双足放于脚踏板上。

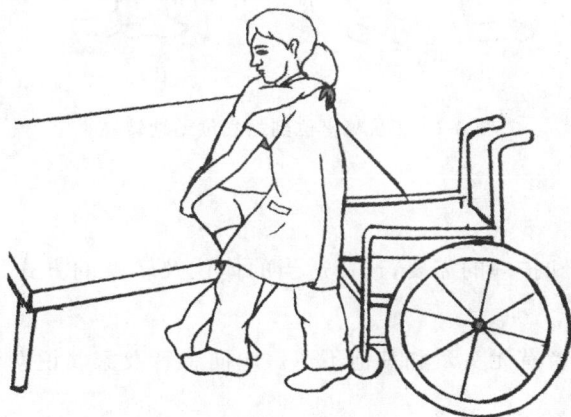

图 4-2-8　辅助下从床到轮椅的转移

2. 偏瘫患者从轮椅到床的站立位转移

（1）当患者从轮椅返回病床时，将轮椅推至床旁与床成 45°夹角，刹住车闸，竖起脚踏板。

（2）协助患者坐于轮椅边，双足着地，躯干前倾。

（3）康复护士面向患者站立，用双膝夹紧患者双膝外侧以固定，双手拉住患者腰部皮带或托住其双髋。让患者双手搂抱康复护士的颈部，并将头放在康复护士靠近床侧的肩上。康复护士微后蹲，同时向前、向上拉患者，使患者完全离开轮椅并站住。

（4）待患者站稳后，康复护士以足为轴旋转躯干，使患者臀部正对床缘，然后使患者平稳地坐在床上。

（五）患者从椅坐位向站立位转换

1. 主动转换法

（1）患者患足稍在健足后方落地以便负重。

（2）患者双手十指交叉，向前上方伸直双上肢，同时躯干向前倾，呈屈膝屈髋位。

（3）患者臀部离开椅子，保持好平衡后，慢慢站起。

2. 助动转换法

（1）患者取坐位，健足在后，躯干前倾。

（2）康复护士面向患者站立，膝部抵住患者患侧膝部，患者双手交叉置于康复护士颈后。

（3）康复护士屈膝身体前倾，双手托住患者臀部或抓住其腰带，将患者向前上拉起，与患者同时用力完成抬臀、伸膝至站立动作（图 4-2-9）。

（4）调整患者站立位的重心，使双下肢承重，维持站立平衡。

3. 站立位向椅坐位转换训练 按上述步骤相反的方向进行。

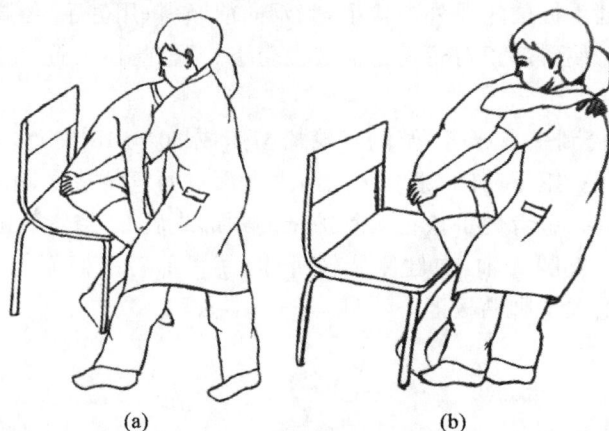

(a)   (b)

图 4-2-9　从椅坐位到站立位助动转换

四、注意事项

（1）根据病情、康复治疗和护理的需要，选择适当的体位及转换的方式、方法和间隔时间，一般 2 h 转换一次体位。

（2）体位转换前，询问患者有无头晕和其他不适。应向患者及家属说明体位转换的目的和要求，以取得理解和积极的配合。

（3）体位转换的操作中，应做到动作协调轻稳，不可拖拉，并鼓励患者尽可能发挥自己的残存能力，同时给予必要的协助和指导。对使用导尿管和各种引流管的患者，应先固定好导管，以防脱落，并注意保持导管通畅。

（4）体位转换时，应注意仔细观察患者全身皮肤有无出血点或斑块，局部皮肤有无压红或破溃，以及肢体血液循环情况等，发现异常及时处理。

（5）体位转换后，要确保患者舒适、安全，并保持肢体的功能位。必要时使用软枕、海绵垫或其他助具支撑。

（张智慧）

第三节 排泄护理

能力目标

1. 掌握：神经源性膀胱及神经源性直肠的概念。
2. 熟悉：神经源性膀胱及神经源性直肠的康复评定和康复护理要点。
3. 了解：神经源性膀胱及神经源性直肠护理的注意事项。

排泄是机体将新陈代谢的产物排出体外的生理过程，是人体的基本生理需要之一，也是维持生命的必要条件。人体排泄的途径有皮肤、呼吸道、消化道及泌尿道，其中消化道和泌尿道是主要的排泄途径。患者因疾病丧失自理能力，或因缺乏有关保健知识，不能正常进行排便、排尿活动时，康复护士应运用与排泄有关的护理知识和技能，帮助患者维持和恢复正常的排泄状态，满足其排泄的需要，使其获得最佳的健康和舒适状态。

一、神经源性膀胱患者的护理

控制排尿功能的中枢神经系统或周围神经受到损害而引起的膀胱尿道功能障碍称为神经源性膀胱。可以由药物、多种神经系统疾病、外伤等原因引起，致排尿功能减弱或丧失，最终表现为尿失禁或尿潴留。神经源性膀胱是康复医学中常见的病症之一，尤其多见于脊髓损伤患者。

（一）康复护理评定

通过询问、观察患者的排尿情况，结合一些检查来评定排尿功能，主要有以下内容。

1. 排尿次数和量 次数和量有无异常，能否自主支配，有无排尿困难、疼痛等。

2. 辅助排尿情况 有无间歇导尿、留置导尿等辅助措施。

3. 排尿习惯 如患者排尿体位、姿势，如厕能否自理等。

4. 残余尿量的测定 残余尿量的测定是对膀胱功能的判断。一般在采取膀胱功能训练方法诱导自行排尿后，立即进行导尿，并记录尿量。残余尿量大于 150 mL 说明膀胱功能差；残余尿量小于 80 mL 说明膀胱功能满意；残余尿量在 80～150 mL 说明膀胱功能中等。

5. 其他检查 常规尿液分析、尿培养。必要时做膀胱内压力容积测定、膀胱造影、测定尿流率、尿道压力分布、括约肌肌电图、尿流动力学、B 超或 X 线联合检查等。

（二）排尿功能障碍的康复护理

1. 尿潴留患者的康复护理 膀胱内潴留大量尿液而又不能自主排出，称为尿潴留。患者主要表现为下腹胀痛、排尿困难。体检可见耻骨上膨隆、扪及囊样包块、叩诊浊音。护理目的为促使膀胱排空，减轻患者痛苦。其护理方法如下。

（1）心理护理：康复护士应尽量稳定尿潴留患者及其家属的情绪，并配合康复医师尽快地采取解决尿潴留的措施，消除其焦虑和紧张情绪。

（2）提供隐蔽的排尿环境：关闭门窗，使用屏风遮挡，请无关人员回避。

（3）调整体位和姿势：根据病情和残疾状况，尽量协助患者以习惯姿势排尿，如男性患者取站立位，女性患者取蹲姿；能够坐起者可辅助其取坐姿；应训练需要绝对卧位者或手术后患者进行床上排尿，以避免术后不适应排尿姿势的改变而造成尿潴留，增加患者痛苦。

（4）排尿反射训练：发现或诱发"触发点"，促进反射性排尿。常见"触发点"有叩击或触摸耻骨上区、牵拉阴毛、摩擦大腿内侧，挤压阴茎龟头等。叩击频率为每分钟 50～100 次，叩击次数为 100～500

次。叩击时宜轻而快,避免重叩,以免引起膀胱尿道功能失调。听流水声、喝热饮、洗温水浴等均为辅助性措施。

(5)代偿性排尿训练

屏气法(Valsalva 法):患者取坐位,身体前倾,腹部放松,快速呼吸 3～4 次后深吸气,再屏住呼吸 10～12 s,用力向下做排尿动作,将腹压传到膀胱、直肠和骨盆底部,同时使大腿屈曲贴近腹部,防止腹部膨出,增加腹部压力,促使尿液排出。心功能不全者禁用此法。

手压法(Crede 法):患者取坐位,先用指腹对膀胱进行深度按摩,再将手握拳置于脐下 3 cm 处用力向骶尾部方向滚动加压,同时患者身体前倾,直至尿液流出为止。加压时应缓慢轻柔,避免使用暴力和在耻骨上直接加压,以免损伤膀胱,使尿液反流到肾脏。

(6)间歇导尿:目前认为最有效的尿液引流方法,有无菌间歇导尿法(按常规无菌导尿术进行)和清洁间歇导尿法(不按严格的无菌要求进行导尿,自理能力强者可自行清洁导尿)。间歇导尿术可使神经源性膀胱患者的膀胱周期性扩张与排空,维持近似正常的生理状态,促使膀胱功能恢复。一般采用清洁间歇导尿法,由康复护士教会患者自行导尿。一般 4～6 h 自行导尿 1 次,两次导尿相隔时间要恰当,不可让膀胱储存太多尿液,否则易引起尿道感染或并发症。

(7)留置导尿:对无法接受间歇导尿的患者,如昏迷、泌尿系统疾病手术后、会阴部有损伤的患者,可留置导尿管持续导尿。为防止泌尿系统感染,要注意加强对留置导尿管的管理,如严格遵守无菌操作原则,及时倾倒尿液,注意观察尿量、颜色和性状,尿道口每日清洗消毒 2 次,储尿袋及导尿管按规定及时更换,保持引流管通畅,防止尿液逆流。留置导尿期间应鼓励患者每日摄入的水分在 2000 mL 以上,包括口服和静脉输液等。

2. 尿失禁患者的康复护理　排尿失去控制,尿液不自主地流出,称为尿失禁。尿失禁的护理目的主要是解除原发疾病,进行盆底肌肉锻炼,促使膀胱储尿,减少漏尿的发生。

(1)心理护理:尿失禁患者因尿液刺激和尿液异味等问题,常感到自卑和忧郁,心理压力较大。因此应尊重、关心患者,给予理解和安慰。

(2)尿意习惯训练:帮助患者建立规律的排尿习惯,每日规定特定的排尿时间,如餐前 30 min、晨起或睡前鼓励患者如厕排尿。一般白天每 3 h 排尿 1 次,夜间 2 次,并根据具体情况适当调整。体能障碍或年老体弱无法如厕者,应提供便器,定向力差者给予如厕帮助。

(3)盆底肌肉锻炼:指导患者取合适体位,试做排尿动作,先主动缓慢收缩会阴及肛门括约肌,再慢慢放松,每次持续 10 s 左右,重复 10 次,每日进行数次,以不觉疲劳为宜。此训练能增强控制排尿的能力,减少漏尿的发生。有些患者即使因肌力丧失无法完成,也要用意念去做。

(4)集尿器的使用:可使用外部集尿器,男性用阴茎套型集尿装置,或用长颈尿壶置于外阴接取尿液,注意每日清洗阴茎及更换阴茎套,以防引起局部感染;女性用固定于阴唇周围的乳胶制品或尿垫,亦可用女式尿壶紧贴外阴接取尿液。

(5)留置导尿:根据患者病情可给予留置导尿管持续导尿或定时放尿,一般 3～4 h 放尿 1 次,现多用气囊导尿管连接封闭式集尿袋。应注意加强护理,预防感染。定时更换导尿管,导尿管应放置妥当,避免受压、扭曲等造成引流不畅,每日用消毒棉球擦洗尿道口 1～2 次,鼓励患者多饮水以利排尿,达到自行冲洗的目的。

(6)皮肤护理:尿失禁患者常因尿液刺激,造成皮肤损伤。因此,保持皮肤清洁干燥,及时用温水清洗会阴部,衣被勤洗勤换,以避免尿液刺激皮肤,去除不良异味,防止感染和压疮的发生。

(三)注意事项

(1)严格遵守无菌操作。导尿时必须严格遵守无菌操作原则,操作手法力求轻柔熟练,并需润滑导尿管,以免损伤尿道黏膜。观察尿液情况,以防感染。注意保护患者的隐私。

(2)注意倾听患者的主诉。对膀胱高度膨胀且极度虚弱的患者,第一次放尿不得超过 1000 mL。要注意观察因膀胱压力过高而引起的自主神经反射亢进的临床表现,如出现突发性血压升高、皮肤潮红、出汗、头痛等反应,应及时导尿,排空膀胱,缓解压力。

（3）留置导尿后,在导尿管未阻塞的情况下,不提倡常规膀胱冲洗,防止逆行感染。应鼓励患者多饮水以利排尿,达到自行冲洗的目的。

（4）膀胱训练前要接受尿流动力学检查,以确认膀胱类型和安全的训练方法,避免因训练方法不当而引起尿液反流造成肾积水等并发症。

二、神经源性直肠患者的护理

神经源性直肠功能障碍是指与排便相关的神经损伤后,由于排便中枢与高级中枢的联系中断,缺乏胃结肠反射,肠蠕动减慢,肠内容物水分吸收过多,最后导致排便障碍。神经源性直肠功能障碍分为反射性大肠和弛缓性大肠。

肠道护理技术的目的是帮助患者建立定期排便的规律,消除或减少由于大便失禁造成日常生活不便,预防因便秘、腹泻及大便失禁导致的并发症,从而提高患者的生活质量。

（一）康复护理评定

通过询问了解和观察患者现有的排便情况,如是否有便秘和大便失禁等情况,来判断其肠道系统的功能,从而制订出一系列护理措施和训练方法。评价排便功能主要包括以下内容。

1. 大便次数、量和形状 每次消耗时间的多少,每次大便间歇时间是否基本固定。两次排便间隔是否有失禁。

2. 排便习惯 如排便的体位和姿势,患者是否能自理等。

3. 体格检查 观察肛门外括约肌的形态,注意患者大笑、打喷嚏、咳嗽时能否控制大便排出,是否有便意,有无大便紧急感等。针刺肛周皮肤,观察有无肛门反射性收缩。直肠指诊评估外括约肌的张力,了解有无痔疮。

（二）排便功能障碍的康复护理

1. 便秘的康复护理 便秘指正常的排便形态改变,排便次数减少,排出过干、过硬的粪便,且排便不畅、困难,排便频率减少。

（1）一般护理:

①健康教育:向患者及家属讲解便秘的原因及预防措施。

②帮助患者建立正常的排便习惯:每日固定时间排便。

③调节饮食:多食水果、蔬菜及粗粮等高纤维素、高容积、富含营养的食物;多饮水,每日不少于2000 mL。

④选择适当的排便环境与姿势:为患者提供单独隐蔽的环境及充裕的排便时间,如关闭门窗,拉上窗帘或使用屏风遮挡,避开查房、治疗、护理和进餐时间等,保证环境隐蔽,使患者无精神负担,充分放松。选取适宜的排便姿势,最好采取蹲位或坐位排便,手术前进行床上使用排便器训练。

⑤鼓励适当运动:指导患者进行适当运动以增强身体耐力。

（2）辅助排便护理:

①口服缓泻药物:遵医嘱给予作用缓和的泻剂,如便乃通等;慢性便秘者选用蓖麻油、番泻叶、酚酞（果导）、大黄等接触性泻剂。

②使用简易通便剂:常用开塞露、甘油栓,其作用是软化粪便,润滑肠壁,刺激肠蠕动而促进排便。

③灌肠:以上方法无效时,遵医嘱给予小量不保留灌肠促进排便。

（3）反射性大肠的护理:主要表现为便秘,护理目标是养成规律的排便习惯,减少由于便秘导致的并发症,如肛裂、痔疮等。护理措施包括指力刺激、腹部环形按摩、肠道功能训练。

①指力刺激:协助患者取左侧卧位,康复护士的食指或中指戴指套,涂润滑油,缓缓地插入肛门,用指腹沿着直肠壁顺时针转动来诱发排便反射。每次刺激可持续15～20 s,连续10～15 次,间隔30 s,直到感到肠壁放松、排气、有粪便流出。由于肠道自然的蠕动对排便训练有所帮助,故宜饭后开始该训练。

②腹部环形按摩:协助患者取仰卧位,屈膝放松腹部,用手掌自右沿结肠解剖位置（升结肠、横结肠、降结肠、乙状结肠）方向,即自右下腹→右上腹→左上腹→左下腹做环状按摩,一般可进行5～10 min,促

进肠道蠕动,从而加速粪便的排出。

③肠道功能训练:包括盆底肌训练、腹肌训练、模拟排便训练。

盆底肌训练:患者取仰卧位或坐位,双膝屈曲稍分开,轻抬臀部,缩肛提肛,维持 10 s,连续 10 次,每天练习 3 次。

腹肌训练:仰卧位直腿抬高训练、仰卧起坐。

模拟排便训练:选择适当的排便环境,根据患者以往的排便习惯安排排便时间,指导患者选取适宜的排便姿势。

2. 大便失禁的康复护理 大便失禁是指肛门括约肌不受意识控制而不自主地排便。导致大便失禁有两方面的原因:生理方面多见于神经肌肉系统的病变或损伤、严重腹泻;心理方面多见于情绪失调、精神障碍等。大便失禁的康复护理有如下几点。

(1)心理护理:尊重、安慰、支持、关心患者,使其树立信心,启发患者重新获得最佳的生理、心理状态。

(2)饮食指导:清淡、规律饮食,禁烟、酒,避免摄取导致大便松散的油腻辛辣及高纤维食物。

(3)肠道功能训练:认知能力好、有自控能力的患者可做腹肌训练和盆底肌的训练,增强对排便的控制能力。同时了解患者排便规律,养成定时排便的良好习惯。

(4)皮肤护理:保持床单、衣被干净,保证肛周、臀部皮肤清洁干燥,防止破损。如肛周发红,可涂氧化锌软膏。

(三)注意事项

(1)无论是何种类型的神经源性大肠病变,在进行规律的肠道护理之前,应先将肠道中积存的粪便排出。

(2)肠道训练的时间要符合患者的生活规律,并根据患者的情况进行调整和评价。

(3)避免长期使用缓泻药,以尽快建立起良好的排便规律为目的,尽量少用或不用药。

(4)保持室内空气新鲜,去除不良气味,开窗通风,及时更换床单、衣被。

(5)并发症的观察和预防。

①患者常因便秘、大便干结导致肛门直肠交界处静脉压力逐渐升高而形成痔疮,软化大便是最好的预防和治疗痔疮的方法。

②肠穿孔:慢性肠梗阻、肠扩张后易导致穿孔,一旦发生,需急诊手术处理。

③肛管直肠过度扩张:非常大且硬的大便慢性压迫易导致括约肌过度松弛张开、直肠脱垂。软化大便且进行人工排便时操作手法应轻柔,以防过度牵拉括约肌引起直肠脱垂。

(张智慧)

第四节　关节活动度训练

能力目标

1. 掌握:主动运动、主动助力运动、被动运动及软组织牵拉技术的概念。

2. 熟悉:各项运动技术训练的要点。

3. 了解:各项运动技术训练的目的及注意事项。

关节活动度是指关节活动范围,是关节运动时所通过的运动弧。关节活动度训练主要用于预防和治疗关节活动受限,恢复和改善关节活动功能。关节活动度训练是恢复肌力、耐力、协调性、平衡等运动要素的基础,也是恢复和改善运动功能的前提和关键。关节活动度训练是进行日常生活活动训练、职业训练及使用各种矫形器、假肢、轮椅的必要条件。

关节活动根据是否借助外力分为主动运动、主动助力运动和被动运动三种形式。

一、主动运动

主动运动是指由患者肌肉主动收缩产生的关节活动范围,通常与肌力训练同时进行,适用于可主动收缩肌肉且肌力大于 3 级的患者。根据运动时有无外力的参与又分为随意运动、助力运动和抗阻运动。最常见的是各种徒手体操,如打太极拳等。一般根据患者关节活动受限的程度设计运动方案。训练时动作幅度宜从小到大,每次训练尽可能达到最大范围后再稍加用力,以引起轻度疼痛感为宜,应根据患者关节活动受限的方向和程度,设计专门的有针对性的运动,运动要求平衡缓慢,尽可能达到最大限度,然后维持,每日重复训练 2~3 次,每个动作重复 10~20 次。用力程度以患者感觉疼痛为依据,避免运动过度引起损伤。主动运动内容可简可繁,可以个人练习,也可以把有相关关节活动障碍的患者分组进行集体练习。主动运动适应面广,不受场地限制,对早期或轻度的关节挛缩效果较好,对后期或较固定的关节挛缩粘连效果不理想。

二、主动助力运动

主动助力运动是指患者在外力的辅助下主动收缩肌肉来完成关节活动的运动训练。助力可由康复治疗师、患者健肢、各种康复器械以及引力或水的浮力提供。主动助力运动适用于可进行主动肌肉收缩但肌力相对较弱,不能完成全关节活动范围的患者。

(1)器械练习:利用杠杆原理,以器械助力带动活动受限的关节进行活动。应根据病情和治疗目的,选择合适的器械,如木棒、体操棒等,或针对四肢关节活动障碍设计有针对性的器械,如肩关节练习器、肘关节练习器等。器械练习可以个人参加,也可以小组集体治疗,由于小组集体治疗趣味性大,患者很愿意参加。

(2)悬吊练习:利用挂钩、绳索和吊带组合将拟活动的肢体悬吊起来,使其在去除肢体重力的前提下进行主动活动,类似于钟摆样运动。悬吊练习的固定方法有两种:一种为垂直固定,固定点位于肢体重心的上方,主要作用是支持肢体;另一种是轴向固定,固定点位于关节的上方,主要使肢体易于活动(图 4-4-1)。

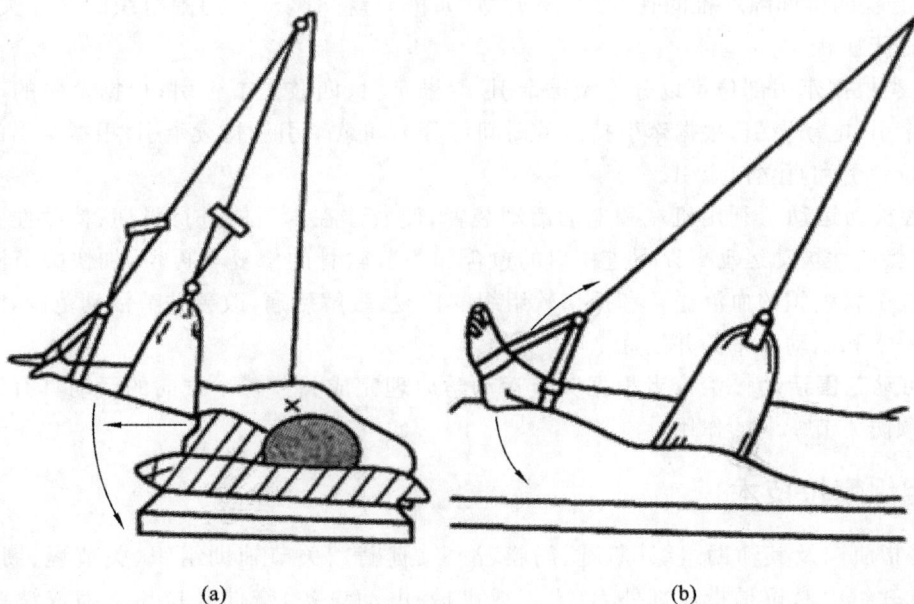

(a) (b)

图 4-4-1 悬吊练习

（3）滑轮练习：利用滑轮或绳索，以健侧肢体带动对侧肢体活动。主要用于伸张患侧肢体的挛缩肌肉或组织，增加关节的活动范围。

（4）水中运动：利用水的浮力，使严重无力的肌群无须大力即可进行活动，这也是增加关节活动范围的较好的练习方法。

三、被动运动

被动运动是指由康复治疗师或由患者自己用健肢协助进行关节活动的运动训练。运动时患者完全不用力，肌肉不收缩，肢体处于放松状态，由外力完成整个过程。持续被动活动是相对间断活动而言，即在一定时间内、不断地重复进行患者耐受的被动关节活动范围训练。该方法较主动运动用力程度大，活动到最大幅度宜作短时的维持。进行被动运动时必须根据疼痛控制用力的程度，切忌施行暴力，以免引发新的损伤。根据力量来源被动运动分为两种：一种由经过专门培训的康复治疗师完成，如关节可动范围内的运动和关节松动技术；一种是借助外力由患者自己完成，如滑轮练习、关节牵引、持续性被动运动等。

本疗法在术后可立即用于患肢，术后当天可根据情况在 20°～30°内活动，以后可视病情改善程度每日或每次训练时对活动度进行评估，逐步增加活动范围。

1. 关节松动术 患者在关节活动允许范围内完成的一种针对性较强的手法操作技术，具体应用时常选择关节的生理运动和附属运动作为治疗手段，以达到维持和增加关节活动范围、缓解疼痛的目的。

2. 关节功能牵引术 利用持续一段时间一定重量的牵引，以牵伸挛缩或粘连的纤维组织，从而更有效地恢复关节活动度。关节功能牵引术应用力学中的作用力与反作用力的原理，通过器械或电动牵引装置，使关节和软组织得到持续的牵引，从而达到复位、固定，解除肌肉痉挛和挛缩，减轻神经根压迫，纠正关节畸形的目的。

基本方法是利用支架专用的牵引器，将挛缩的关节近端肢体固定在适当位置，在肢体远端根据需要方向进行一定重量的牵引，牵引重量以引起一定的紧张或轻度疼痛感觉为宜。牵引时间在 10～20 min，加热牵引效果更佳，但注意温度不宜过高，一般 37～45 ℃为宜。

牵引的治疗作用主要有以下几点。

（1）解除肌肉痉挛，改善局部血液循环，缓解疼痛。

（2）松解组织粘连，牵伸挛缩的关节囊和韧带，矫正关节畸形，改善或恢复关节活动范围。

（3）增大脊柱的椎间隙和椎间孔，改变突出物（如椎间盘、骨赘）与周围组织的相互关系，减轻神经根受压，改善临床症状。

牵引的种类根据牵引部位可以分为颈椎牵引、腰椎牵引、四肢关节牵引；根据牵引的动力可分为徒手牵引、机械牵引、电动牵引；根据牵引持续的时间可分为间歇牵引和持续牵引；根据牵引的体位可分为坐位牵引、卧位牵引和直立位牵引。

3. 持续性被动运动 利用机械和电动活动装置，使肢体在术后能进行早期、持续性无疼痛范围内的被动活动。持续性被动运动可以促进伤口的愈合和关节软骨的修复与再生，加快关节液的分泌和吸收，促进关节周围软组织的血液循环和损伤软组织的修复，缓解疼痛，改善关节活动范围，防止粘连和关节僵硬，消除手术和制动带来的并发症。

4. 关节可动范围活动 治疗者根据关节运动学原理完成关节各个方向的活动具有维持关节现有的活动范围，预防关节挛缩的作用。

四、软组织牵拉技术

软组织是指肌肉及其辅助组织（肌腱、筋膜、滑囊、腱鞘）、关节辅助组织（关节囊、韧带）以及皮肤等连接组织。软组织牵拉是指通过外力（人工或机械/电动设备）牵伸并拉长挛缩或缩短软组织的治疗方法。其主要目的是改善或重新获得关节周围软组织的伸展性，降低肌张力，增加或恢复关节的活动范围，防止发生不可逆的组织挛缩，预防或降低躯体在活动或从事某项运动时出现的肌肉、肌腱损伤。

1. 手法分类 根据关节牵拉力量来源、牵拉方式和持续时间,可以分为以下四种。

(1)**手法被动牵拉**:康复治疗师对发生紧张或挛缩的组织或受限的关节,进行手力牵拉,并通过控制牵拉方向、速度和持续时间,来增加挛缩组织的长度和关节活动范围。与关节的被动活动不同,手法被动牵拉是使活动受限的关节活动范围增加,而关节的被动活动是在关节未受限制、可利用的范围内活动,目的是维持关节现有的活动范围,但无明显增加关节活动范围的作用。与机械被动牵拉相比,手法被动牵拉是一种短时间的牵拉,一般每次牵拉持续 10~15 s,重复 3~4 次,这种牵拉不容易引起肌肉的牵拉反射及增加已被拉长了的肌肉张力。

(2)**机械被动牵拉**:利用小强度的外部力量,较长时间作用于挛缩组织的一种牵拉方法。其牵拉力量通过重量牵引、滑轮系统或系列夹板而发生作用,牵拉时间较长,需要 20 min 以至数小时,才能产生治疗效果。

(3)**主动抑制**:在牵拉肌肉之前,患者有意识地放松肌肉,使肌肉收缩机制受到人为的限制,此时进行牵拉的阻力最小。主动抑制主要适用于肌肉的神经支配完整,患者能自主控制的情况。对那些由于神经肌肉障碍引起的肌无力、痉挛或瘫痪,则无太大作用。临床上常用的主动抑制方法有收缩-放松、收缩-放松-收缩、拮抗肌收缩等。

(4)**自我牵拉**:由患者自己完成的一种肌内伸展性训练,可以利用自身重量作为牵拉力量。

2. 注意事项

(1)牵拉前评估患者,了解患者关节活动受限的原因是软组织引起的还是关节本身所致,并了解牵拉这些组织的可能性及实际价值;避免过度牵拉已长时间制动或不活动的、肿胀的组织或肌力较弱的肌肉。

(2)患者尽量保持舒适、放松体位,在病情允许的情况下去除外物。

(3)牵拉力量的方向应与肌肉紧张挛缩的方向相反。

(4)避免过度牵伸。

(5)某些情况下如挛缩或缩短的组织具有维持关节的稳定性或使肌肉保持一定力量、增加功能活动的作用时,牵拉应慎重。

(6)指导患者在牵拉前局部热疗,以增加组织的伸展性及降低组织发生损伤的可能性。

(7)告知患者牵拉后局部肌肉会出现酸胀感,属于正常现象,如果酸胀感持续 24 h 左右,说明牵拉力量过大,及时告知医生并给予处理。

(杨祎)

第五节　吞咽障碍的护理

能力目标

1. 掌握:吞咽障碍的概念。
2. 熟悉:吞咽障碍康复护理要点。
3. 了解:吞咽障碍康复护理的注意事项及健康教育。

一、概述

吞咽障碍是指因某些疾病如肿瘤、脑卒中、脑外伤、中枢神经系统感染或脱髓鞘病变等导致患者的吞咽功能异常或丧失而出现的临床症状。康复护士掌握正确康复训练可有效指导患者改善摄食吞咽功能,避免食物误吸导致肺部感染等并发症;改变或恢复经口进食的方式,预防肌肉萎缩,提高吞咽反射的灵活性;改善患者对不同食物的吞咽能力,增强患者的康复信心。

（一）吞咽的生理过程

吞咽是一个由一系列动作按一定顺序完成的将食物由口腔送入食道的固定化过程,是人体最复杂的反射,既可由大脑皮层随意控制,也可由大脑中枢独立诱发反射。参与吞咽的结构主要有下颌、唇、舌、软腭、咽喉等（图 4-5-1）。吞咽时需要暂时关闭呼吸道,以使食物通过咽喉部进入食管而不发生误吸。

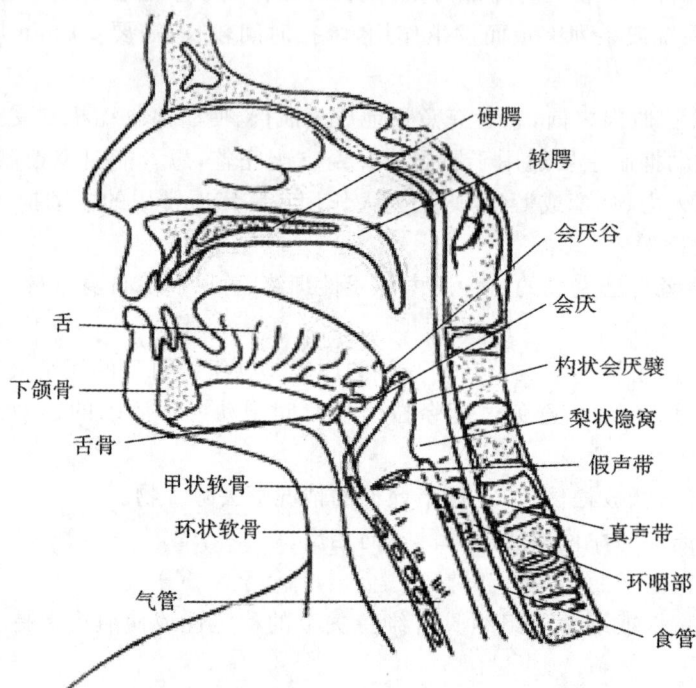

图 4-5-1　吞咽相关解剖标志的矢状图

正常的吞咽过程分为 5 期,即认知期、准备期、口腔期、咽期、食管期。

（1）认知期是指人对食物的认识,如性状、颜色、气味、准备进食的方式、一口量等,此期以认知功能作为基础。

（2）准备期是指食物自口腔摄入到完成咀嚼的过程。

（3）口腔期是指咀嚼形成食团被运送至咽部的阶段,是食团的形成和输送到咽喉的过程。

（4）咽期是食物由咽喉进入食管的过程。

（5）食管期是食物在食管的输送过程,吞咽反射结束后,食团因重力及食管的蠕动向下推送至胃部。

吞咽过程的 5 期是紧密相连的,任何环节的功能障碍均可导致吞咽障碍的发生。

（二）常见病因

吞咽障碍在脑卒中急性期发生率高达 30％～45％,在颅脑损伤、脑瘫、帕金森病、重症肌无力等疾病中吞咽障碍也有较高的发生率。

（三）吞咽障碍的分类

1. 器质性吞咽障碍　由局部解剖结构异常所引起的吞咽障碍。常见的如口腔、咽、喉部的恶性肿瘤手术后的患者。

2. 功能性吞咽障碍　由中枢神经系统及末梢神经系统功能障碍或肌群病变引起,而解剖结构无异常的改变,即由运动异常引起的障碍。

（四）常见吞咽障碍

吞咽障碍常见症候群包括进食困难、下咽梗阻感、需多次小口下咽;饮水呛咳或误吸、食物大量口腔残留或吞咽时外流、流涎;进食后声音低沉、胸骨后灼烧感、阻塞感;无诱因反复发生肺部感染。

二、吞咽障碍的康复护理

（一）吞咽障碍的康复提倡多学科协作治疗

吞咽障碍的康复采取治疗小组工作模式进行,训练方式采用系统化整体治疗模式处理。多学科协作治疗可提高患者吞咽的安全性,改善其营养状态,提高整体康复效果。康复护士在指导吞咽障碍患者及其家属进行正确摄食训练中发挥着重要的作用。

（二）掌握正确的康复护理训练方法

1. 基础训练 又称间接训练,是针对那些与摄食吞咽活动有关的器官所进行的功能训练。主要用于脑血管意外后早期,患者自主进食前及中、重度摄食吞咽障碍的患者进行摄食训练前的预备训练。

（1）头颈控制训练:头颈的稳定性直接影响口腔颌面部的运动功能,在床旁就可进行。训练方法是身体朝前坐正,头部从正中开始,分别向前后左右各方向做旋转运动和提肩沉肩运动,每个动作持续 5 s 再回至正中位。

（2）局部肌肉运动控制训练:主要是口腔、颌面、咽部肌肉运动训练,以及增加下颌 ROM 的训练。令患者进行皱眉、闭眼、鼓腮、张口、闭口、微笑等表情及动作的训练,改善面颊部肌肉的紧张性,促进其主动收缩功能的恢复,特别要注意咀嚼肌的肌力、肌张力及下颌 ROM 的训练。

（3）口唇运动:利用单音单字进行训练,要求患者尽最大能力张口发"a—yi—wu"音。也可练习吹蜡烛、吹口哨、缩唇、微笑等动作以促进唇的运动。

（4）下颌运动及咀嚼训练:大多数患者下颌运动幅度不充分,康复治疗师应辅助患者完成下颌的张闭运动,同时做适度的侧方运动。当咬肌紧张低下时,可对咬肌进行振动刺激和轻拍;肌肉高度紧张时可进行冷刺激、按摩和牵伸疗法,使咬肌放松,并利用咀嚼动作促进下颌的放松。

2. 摄食训练 又称直接训练,是实际进食活动的训练。包括进食体位、食物入口位置、食物性质（大小、结构、温度和味道等）和进食环境等。

（1）体位:一般来说,只要患者病情允许,就应鼓励患者坐起进食,以靠坐位最佳。进食时,令患者全身放松,头部略向前倾,颈部微弯曲,使舌骨肌的张力增高,喉上抬,食物容易进入食管。如患者不能坐起,则可取仰卧位将床摇起,使患者躯干置于 30°～60°半卧位,头部前屈,偏瘫患者侧颈下用小枕头或毛巾垫起。

（2）食物的选择:选择食物的原则是密度均匀、黏性适当、不易松散、通过咽部和食道时易变形且很少在黏膜上残留。咽期障碍患者应选用稠厚的液体,如果蔬泥和湿润光滑的软食,避免有碎屑的糕饼类食物和缺少内聚力的食物;食管期障碍患者应选用软食、湿润的食物,避免高黏性和干燥的食物。

（3）食物在口中的位置:进食训练时应把食物放置在口腔内最能感觉到食物的部位,且有利于食物在口腔中的保持和运送。最佳的位置是将食物放在健侧舌部或健侧颊部,有利于食物的吞咽。

（4）食量选择:提倡一口量,包括调整进食的一口量和控制速度的一口量,即最适于吞咽的每次摄食入口量,正常人约为 20 mL。一般先以少量试之（3～4 mL）,然后酌情增加。摄食时应注意调整合适的进食速度,避免两次食物重叠入口的现象。

（5）进食习惯和环境:康复护士应培养患者良好的饮食习惯,并为患者创建良好的进食环境,以利于患者有意识地进行正常的摄食、咀嚼、吞咽等一系列动作,防止呛咳和误咽。通常进食是一种常规的日常活动,并不需要更多的思考。

3. 代偿性训练 代偿性训练是进行吞咽时采用的姿势与方法,一般是通过改变食物经过的路径和采用特定的吞咽方法使吞咽变得安全。

Note

(1) 侧方吞咽：让患者分别向左、右侧转头，可防止食物残留在一侧梨状隐窝内，尤其适合偏瘫的患者。

(2) 空吞咽与交替吞咽：每次进食吞咽后，反复做几次空吞咽，使食团全部咽下，然后再进食，可除去残留食物防止误咽，亦可每次进食吞咽后饮极少量的水（1～2 mL），这样既有利于刺激诱发吞咽反射，又能达到除去咽部残留食物的目的，称为"交替吞咽"。

(3) 用力吞咽：让患者将舌用力向后移动，帮助食物推进通过咽部，以增大口腔吞咽压，减少食物残留。

(4) 点头样吞咽：颈部尽量前屈似点头状，同时做空吞咽动作，可去除会厌处残留食物。点头样吞咽是在每次吞咽时，配合头前屈、下颌内收如点头样的动作，以加强对气道的保护，利于食物进入食管。

(5) 低头吞咽：吞咽时颈部尽量前屈，使会厌谷的空间扩大，可让会厌向后移位，避免食物溢漏入喉前庭，更有利于保护气道，收窄气管入口，咽后壁后移，使食物尽量离开气管入口处。

三、康复护理注意事项

1. 遵循训练原则

(1) 综合评估，确定患者是摄食行为障碍，还是食物吞咽障碍。

(2) 循序渐进，针对不同的患者，逐渐增加进食量。

(3) 心理疏导，加强与患者的交流，增强患者战胜疾病的信心，积极配合训练。

(4) 治疗与训练相结合，通过合理的刺激，诱发吞咽反射，配合适当的体位，促进食欲。

2. 注意患者营养状况
留置鼻饲管的患者应提供高蛋白、高热量、高纤维素的食物。吞咽功能较好的患者，应尽量给予常规食物，不仅使患者口腔感知觉、味觉等功能得到锻炼，同时促进正常的消化运动，有利于食物营养的吸收。

3. 注意患者口腔卫生
进食前后口腔与咽部的清洁是吞咽障碍患者预防肺部感染的一项重要措施。康复护士应指导患者进食后用清水或漱口水漱口，保持口腔湿润和清洁。在进食过程中，应采用交替吞咽的方法，清理残留物。对于分泌物异常增多的患者，在进食前需先清理分泌物再进食，进食过程中如分泌物影响吞咽，也需清理，以保持进食过程顺畅。

4. 密切观察病情
对于因吞咽障碍出现进食前后声音质感的改变，吞咽中、后期咳嗽，呼吸时有湿啰音或者水泡声等临床表现，康复护士应给予高度重视，密切观察患者的进食情况，及时发现隐性误吸导致的肺部感染，观察进食时有无咳嗽、哽咽、清嗓子或者拒食等。并注意观察肺部功能，有无发热、干啰音、湿啰音和误吸等临床指征。

5. 预防误吸及处理
对于管饲饮食的患者应注意保证导管放置正确，并监测有无变化；观察有无食物反流的发生（限制夜间进食，进食后抬高床头）；在喂饲之前检查有无残留食物。经口进食的患者，必须严格遵守经过吞咽困难评定后制定的食物性状、剂量和进食数；采取安全体位进食；保证进食环境的安静，进食时注意力集中。

6. 做好心理护理
康复护士在教育患者怎样解决生活中遇到的疑难杂症方面具有极大的影响力，作为吞咽困难康复小组的成员之一，康复护士应该以专业的知识，关注患者的心理活动。

四、康复教育

1. 心理指导
疏导患者的情绪，给予必要的心理辅导，帮助患者重建康复信心。

2. 目标指导
指导患者制定合理的康复目标，并进行康复训练。包括近期目标、远期目标和家庭指导三个方面。近期目标主要是指在2周内的训练计划及应达到的目标。远期目标是指患者出院时应达到的吞咽功能。家庭指导主要是教会家属以安全的进食方法喂食，以减少误咽、肺部感染的发生。所有训练目标的制定要切实可行，具有针对性、安全性。

3. 环境指导
创造良好的进食环境，减少各种外部因素的干扰，如其他患者、工作人员，以及电视、广播等，这些因素均可影响患者的注意力、干扰大脑有效信息的输入。

4. 训练指导 指导患者采取安全有效的进食方式,预防并发症的出现。开始训练时要防止急躁和疲劳,针对患者情况,合理安排基础训练的内容。

5. 风险指导 严格掌握吞咽训练患者的病情,做好风险预测,防止误咽的发生,同时康复治疗师也应学习和掌握必要的抢救方法。加强管理,预防交叉感染,训练前后均要用流水按要求认真洗手;指导患者家属紧急情况下的急救措施,如误咽、窒息等,保障患者生命安全。

(杨祎)

第六节 呼吸功能训练和排痰技术

能力目标

1. 掌握:呼吸功能训练及体位引流的概念。
2. 熟悉:呼吸功能训练及排痰技术操作要点。
3. 了解:呼吸功能训练及排痰技术的目的。

一、呼吸功能训练

呼吸功能训练是以指导呼吸运动而改善呼吸功能,促进血液循环,减轻心脏负担的一种运动,是肺部疾病患者整体肺功能康复方案的一个重要组成部分。呼吸功能训练的要点是建立膈肌呼吸,减少呼吸频率,协调呼吸,调节吸气与呼气的时间比例。其目标为改善换气,增加咳嗽机制的效率;改善呼吸肌的肌力、耐力及协调性;保持或改善胸廓的活动度;建立有效呼吸方式;促进放松;指导患者处理呼吸急促;增强患者整体功能。

(一) 放松训练

放松训练有利于气急、气短所致的肌肉痉挛和精神紧张症状的缓解,减少体内能量消耗,提高呼吸效率。在进行呼吸训练前,必须先使患者全身放松。

放松训练方法:患者可采取卧、坐、站立体位,放松全身肌肉,还可以选择一个安静的环境,进行静气功练习或借助肌电反馈技术进行前额和肩带肌肉的放松。对肌肉不易松弛的患者可以教给其放松技术,还可做肌紧张部位节律性摆动或转动,以利于该部位肌群的放松。缓慢地按摩或牵拉也有助于紧张的肌肉放松,有利于气短、气急症状的缓解。

(二) 呼吸肌训练

改善呼吸肌肌力和耐力的过程称为呼吸肌训练。临床上呼吸肌训练用于治疗各种急性或慢性肺部疾病,主要针对吸气肌无力、萎缩进行训练,主要有三种形式。

1. 横膈肌阻力训练 患者取仰卧位,头稍抬高,先让患者掌握横膈吸气。在患者的上腹部放置1~2 kg重的沙袋,让患者深吸气的同时保持上胸廓平静,沙袋重量必须以不妨碍膈肌活动及上腹部鼓起为宜,逐渐延长患者阻力呼吸时间,当患者可以保持横膈肌呼吸模式且吸气不会使用到辅助肌约15 min时,可增加沙袋重量。

2. 吸气阻力训练 使用为吸气阻力训练特别设计的呼吸阻力仪器,以改善吸气肌的肌力及耐力,并减少吸气肌的疲劳。患者经手握式吸气阻力训练器吸气。吸气阻力训练器有各种不同直径的导管提供吸气时气流的阻力,气道管径越窄则阻力越大。当患者的吸气肌肌力或耐力有所改善时,逐渐将训练器的管径减小。

3. 诱发呼吸训练 诱发呼吸训练是一种低阻力的训练方式,强调最大吸气量的维持。患者取仰卧或半仰卧位,姿势放松舒适,做四次缓慢、轻松的呼吸,在第四次呼吸时做最大呼气,然后将呼吸器放入患者口中,经由呼吸器做最大吸气且持续吸气数秒,每日重复数次,每次练习5~10次。

(三)膈肌呼吸法

膈肌呼吸也称腹式呼吸。腹式呼吸的关键在于协调膈肌和腹肌在呼吸运动中的活动。呼吸运动时,尽可能减少肋间肌、辅助呼吸肌的无效劳动,使之保持松弛。

(1)可采用腹部加压暗示呼吸法,可在卧位或坐位进行,患者一只手按压在上腹部,呼气时腹部下沉,此时该手再稍加压用力,进一步增高腹压,迫使膈肌上抬。吸气时,上腹部对抗该手的压力,将腹部徐徐鼓起。该压力既可吸引患者的注意力,又可诱导呼吸的方向和部位。按此法进行练习,可使膈肌活动范围增加2~3 cm,从而有效地增加通气量500 mL以上(图4-6-1)。

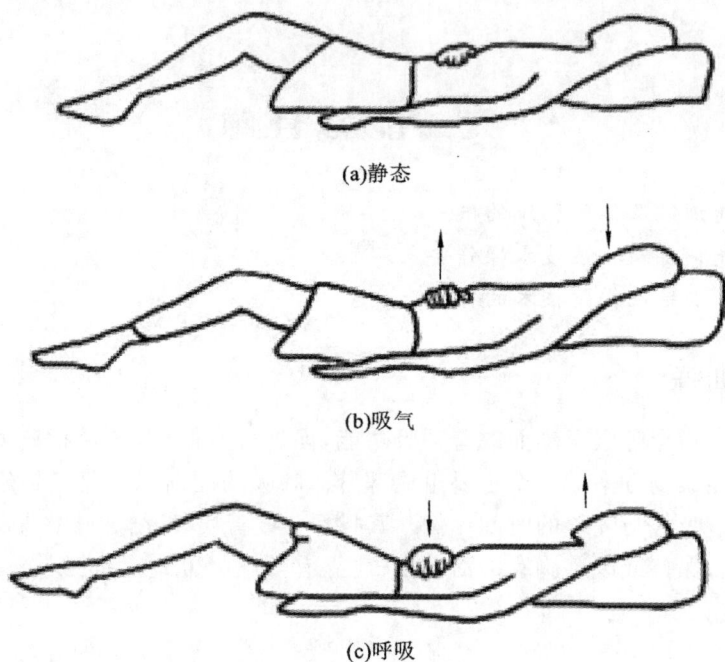

(a)静态

(b)吸气

(c)呼吸

图4-6-1 腹式呼吸

(2)指导患者处于舒适放松姿势,斜躺坐姿位,康复护士将手放置于患者前肋骨下方的腹直肌上,指导患者用鼻缓慢地深吸气,患者的肩部及胸廓保持平静,只有腹部鼓起,然后有控制地缓慢呼气,将空气排出体外,重复上述动作3~4次后休息(图4-6-2)。

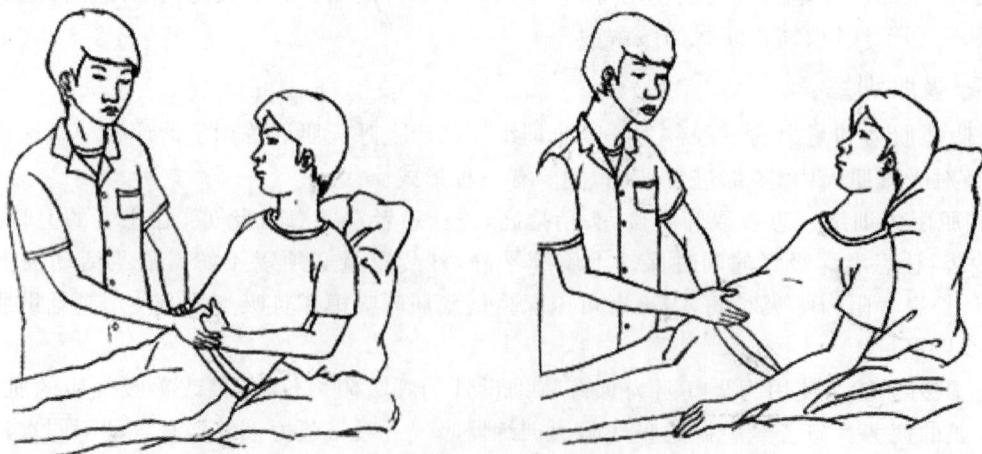

图4-6-2 膈肌呼吸法

（四）局部呼吸法

局部呼吸法适用于因手术后疼痛、防卫性肺扩张不全或肺炎等原因导致肺部特定区域的换气不足。

1. 单侧或双侧肋骨扩张法 患者取坐位或仰卧位，康复护士双手置于患者下肋骨侧方（图 4-6-3、图 4-6-4）。指导患者呼气，可感到肋骨向下、向内移动，置于肋骨上的手掌向下施压，恰好在吸气前，快速地向下、向内牵张胸廓，以诱发肋间外肌的收缩。指导患者吸气时抵抗康复护士手掌的阻力，以扩张下肋，患者吸气，胸廓扩张且肋骨外张时，可给予下肋区轻微阻力以增强患者抗阻意识。当患者再次呼气时，康复护士用手轻柔地向下、向内挤压胸腔来协助。教会患者独立使用这种方法。患者可将双手置于肋骨上或利用布带提供阻力（图 4-6-5、图 4-6-6）。

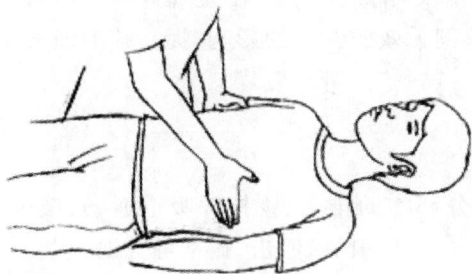

图 4-6-3　仰卧位局部呼吸

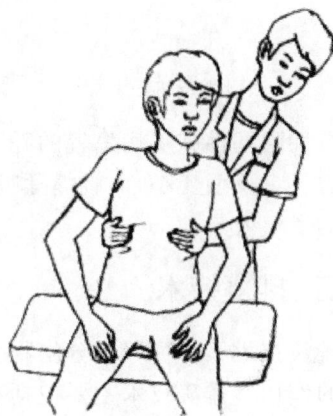

图 4-6-4　坐位局部呼吸

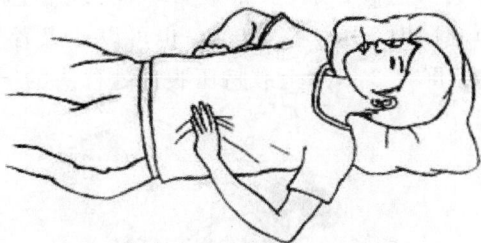

图 4-6-5　双手施压做双侧肋骨扩张

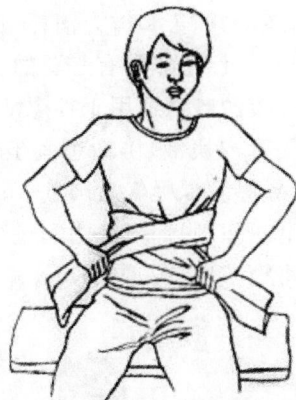

图 4-6-6　用布带做肋骨呼吸训练

2. 后侧底部扩张法 患者取坐位，身体前倾，髋关节屈曲，患者双手置于肋后侧。按照上述的单侧肋骨扩张方法进行。这种方法临床上适用于手术后需长期在床上保持半卧位的患者，因为其分泌物很容易堆积在肺下叶的后侧部分。

（五）缩唇呼吸

缩唇呼吸又称吹笛样吸气法。这种方法可降低呼吸频率，增加潮气量，增强运动耐力。让患者处于舒适放松姿势，呼气时必须被动放松，并且避免腹肌收缩（将双手置于患者腹肌上，以判断腹肌是否收缩），指导患者缓慢地深吸气，然后让患者轻松地做吹笛姿势呼气。患者闭嘴经鼻吸气，呼气时将口唇收拢为吹口哨状，使气体缓慢地通过缩窄的口形，徐徐吹出（图 4-6-7）。一般吸气 2～3 s，呼气 4～6 s，呼吸比例为 1∶2，呼吸频率小于 20 次/分。训练时患者应避免用力呼气使小气道过早闭合。呼气的时间不必过长，否则会导致过度换气。呼气流量以能使距口唇 15～20 cm 处的蜡烛火焰倾斜而不熄灭为度，以后可逐渐延长距离至 90 cm 并逐渐延长时间。

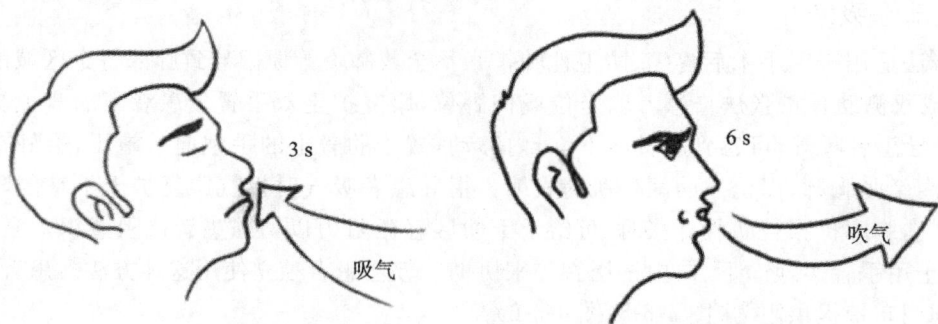

图 4-6-7 缩唇呼吸

（六）缓慢呼吸

慢性阻塞性肺疾病患者的呼吸频率往往比较快,呼吸幅度浅,潮气量小。在通气量一定的情况下,肺泡通气量反而变小,而缓慢呼吸则与之相反,有助于减少解剖无效腔气量的影响,提高肺泡通气量,改善肺的通气效率。

二、排痰技术

排痰技术又称为气道分泌物去除技术,具有促进呼吸道分泌物的排出、维持呼吸道通畅、减少反复感染的作用。排痰技术主要包括有效咳嗽训练、辅助咳嗽技术、体位引流、叩击、振动等方法。

（一）有效咳嗽训练

咳嗽是一种防御性反射,当呼吸道黏膜上的感受器受到刺激时,可引起咳嗽反射。无效的咳嗽只会增加患者的痛苦和体力消耗,加重患者呼吸困难和支气管痉挛。因此,控制无效咳嗽,掌握有效咳嗽的方法和时机,是非常有必要的。

有效的咳嗽适用于神志清醒、能够配合、痰多黏稠、不易咳出和术后患者。康复护士协助患者咳出中央气管内痰液,协助患者坐于床上,膝盖弓起,双手抱膝,上身前倾,或在腹部放置一枕头,用上肢夹紧,指导患者深吸气后屏气 3 s,两手挤压支撑物(腿或枕头)的同时,用力将痰咳出;也可以让患者坐在椅子上屈膝,腹部与膝之间垫枕,上身前倾,指导患者深吸气后屏气 3 s,双上肢挤压腹部处枕头的同时,用力将痰咳出(图 4-6-8)。

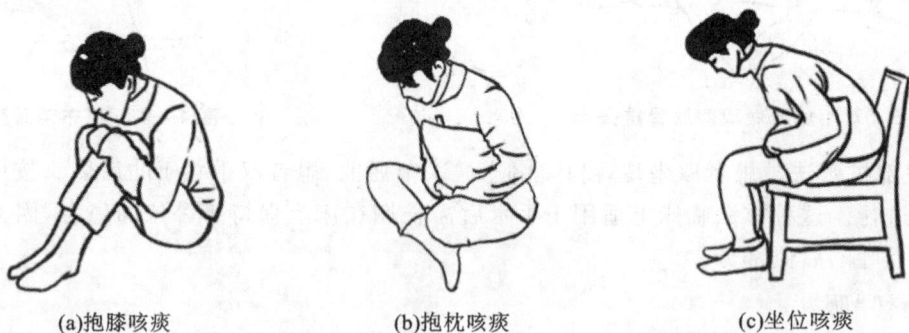

(a)抱膝咳痰　　　　　　(b)抱枕咳痰　　　　　　(c)坐位咳痰

图 4-6-8　指导患者咳出中央气管内痰液

（二）辅助咳嗽技术

辅助咳嗽技术主要适用于腹部肌肉无力,不能引起有效咳嗽的患者。让患者仰卧于硬板床上或坐在有靠背的椅子上,面对着康复护士,康复护士的手置于患者的肋骨下角处,嘱患者深吸气,并尽量屏住呼吸,当其准备咳嗽时,康复护士的手向上、向内用力推,帮助患者快速呼气,引起咳嗽。如痰液过多可配合吸痰器吸引。

（三）体位引流

体位引流是依靠重力作用促使各肺叶或肺段气道分泌物引流至大气管,再配合正确的呼吸和咳痰,将痰液排出的方法。体位引流的原则是将病变位置于高处,使支气管的开口方向向下。

1. 适应证

（1）年老体弱者、久病体虚者,以及胸部手术后、疼痛等原因不能有效咳出肺内分泌物者。

（2）慢性支气管炎、肺气肿等患者发生急性呼吸道感染及急性肺脓肿痰量多(痰量在 30～40 mL)且黏稠并位于气管末端者。

（3）潴留分泌物长期不能排清者,如支气管扩张等。

（4）某些特殊检查前的准备,如支气管镜、纤维镜、支气管造影等。

2. 禁忌证

（1）疼痛明显、认知障碍或不合作者。

（2）内外科急、重症病如心肌梗死、心功能不全、肺水肿、肺栓塞、急性胸部外伤、出血性疾病等。

3. 具体方法和步骤

（1）排痰前准备:向患者解释体位引流的目的、方法以及配合方法,消除患者的紧张情绪;准备好体位引流时用的物品。

（2）确定痰液潴留的部位:可借助 X 线直接判定痰液潴留的部位,或者采用听诊、触诊、叩诊等方式判断。

（3）摆放引流体位:根据检查发现痰液潴留部位,使患者处于正确的引流姿势,即痰液的潴留部位位于高处,使病变部位的肺段向主支气管垂直引流,同时观察患者的反应。不同病变部位体位引流见图4-6-9。

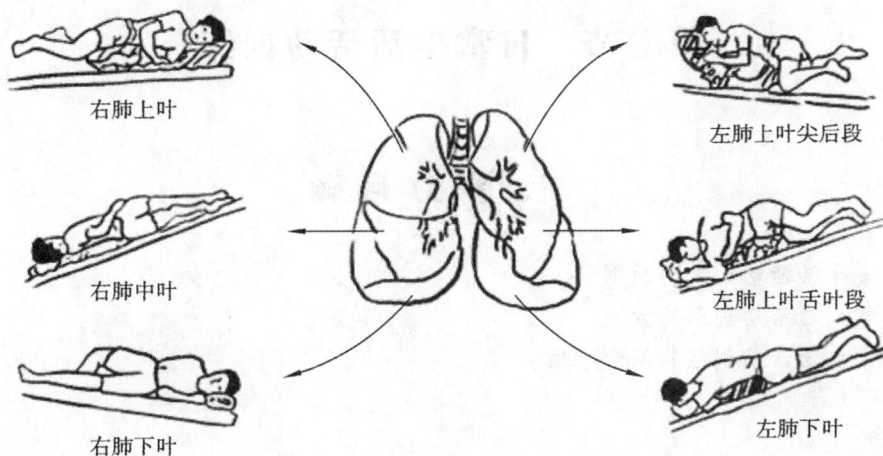

右肺上叶　　　　左肺上叶尖后段

右肺中叶　　　　左肺上叶舌叶段

右肺下叶　　　　左肺下叶

图 4-6-9　不同病变部位体位引流

（4）不用继续体位引流的标准:胸部 X 线显示相对清晰;患者 24～48 h 内不再发热;听诊时呼吸音正常或者接近正常。

4. 注意事项　体位引流期间应配合饮水、支气管湿化、化痰、雾化吸入、胸部的扩张练习、呼吸控制等措施增加疗效;因为夜间支气管纤毛运动减弱,分泌物易在睡眠时潴留,宜在早晨清醒后做体位引流;不允许饭后立即进行体位引流,应在饭后 1～2 h 或饭前 1 h 进行头低位引流,防止胃食管反流导致恶心和呕吐;引流过程中需注意患者生命体征的变化。

（四）叩击

康复护士五指并拢,掌心空虚,呈杯状(图 4-6-10),于患者呼气时在与肺段相应的特定胸壁部进行有节律的快速叩击(80～100 次/分),每一部位叩击 2～5 min,叩击与体位引流相结合可使痰液排出效果更佳。由于叩击是力量直接作用于胸壁的,因此凝血障碍、肋骨骨折的患者禁用此方法。

（五）振动

康复护士两只手直接放在患者胸壁的皮肤上并下压（图 4-6-11），当患者在呼气的时候给予快速、细小的压力振动，每次 30～60 s，每一部位振动 5～7 次。振动有助于纤毛系统清除分泌物，常用于叩击之后，禁忌证同叩击。

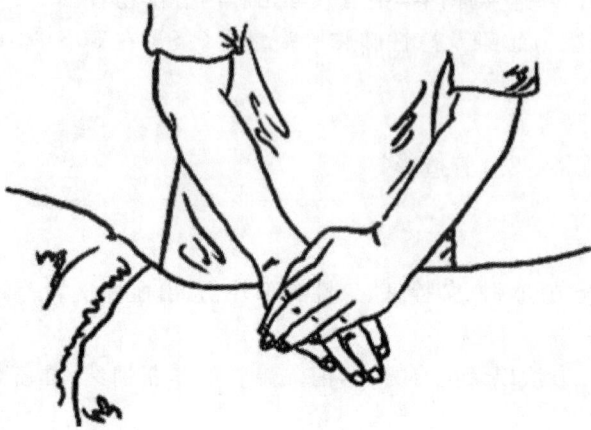

图 4-6-10　叩击法排痰　　　　　　　　　　　　图 4-6-11　振动

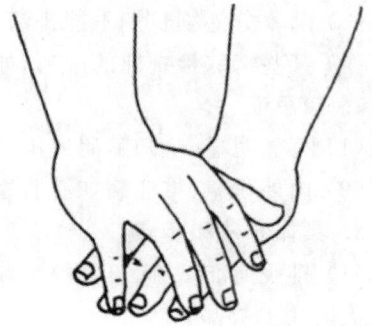

（杨祎）

第七节　日常生活活动训练

✚ 能 力 目 标

1. 掌握：日常生活活动训练的原则。
2. 熟悉：日常生活活动训练的方法。
3. 了解：日常生活活动训练的注意事项。

案例导入

　　李某，男，47 岁，因脑出血后左侧肢体偏瘫 2 周就诊于康复医学科。体格检查：神志清楚，情绪淡漠，右侧上、下肢体均无活动，肌力 1 级，坐位平衡 1 级，不能自主翻身。能言语，但语速稍慢，能够进软食。

　　康复治疗师在功能评定的基础上，制订了康复护理治疗计划，予以运动疗法、作业疗法、心理康复护理及言语训练等，并指导患者家属帮助训练，经过 3 个月康复治疗，患者右侧肢体肌力明显恢复，右上肢肌力 3 级，右下肢肌力 4 级，生活基本自理。

　　具体任务：请为该患者制订日常生活活动训练和心理康复护理计划。

日常生活活动对于一般人而言是很容易完成的简单动作，而对于病、伤、残造成的功能障碍者，则是难以完成的复杂动作。通过康复训练及康复护理，使患者尽可能地获得日常生活活动能力，对提高患者生活质量及实现回归社会的目标具有重要意义。

一、概述

（一）定义

日常生活活动狭义上是指人类为了独立生活而每天必须反复进行的最基本的、最具有共性的动作群，即衣、食、住、行等基本的动作与技巧；广义上日常生活活动包括与他人的交往，以及在社区内乃至更高层次的社会活动。日常生活活动训练的目的在于提高患者的生活自理能力，为重返社会创造必要条件。训练前，首先进行日常生活活动能力评定，并根据评定结果制订合适的训练计划。

（二）日常生活活动训练的原则

（1）根据评定结果制订简单、切实可行的训练计划。

（2）设计的活动难度应比患者的能力稍高，并针对患者的生活习惯、活动表现及学习态度灵活应用。

（3）在训练过程中，要遵循反复实践的原则。

（4）训练要与实际生活相结合，要督促和指导患者将训练内容应用于日常生活活动中。

（5）鼓励患者尽量自己主动完成所有的训练步骤，必要时才给予帮助。

（6）家庭成员共同参与训练过程。

（7）配合其他治疗性锻炼和活动，增加体能和运动的协调性，增强活动的技巧性。

（8）必要时可应用自助具。

二、日常生活活动训练

（一）饮食动作训练

饮食是人体摄取营养的必要途径，营养是保证人体健康的重要条件。患者常因进食不能自理而直接影响营养的补充，因此，对意识清醒、全身状况稳定的患者进行饮食动作训练，对促进其身体康复、提高生活活动能力具有很重要的意义。

1. 训练方法

（1）进食训练：①患者身体靠近餐桌，患侧上肢放在桌子上，手臂位置正确可以帮助患者进食时保持对称直立的坐姿。②将食物及餐具放在便于使用的位置，必要时碗、盘应用吸盘固定。进食姿势见图4-7-1。③用健手握持筷（勺）子，把筷（勺）子放进碗内，拨动筷（勺）子并把食物送进口中，咀嚼、吞咽食物。④帮助患者用健手把食物放在患手中，再由患手将食物放于口中，以训练健、患手功能的转换。⑤当患侧上肢恢复一定主动运动时，可用患手进食。⑥丧失抓握能力、协调性差或关节活动受限者，应将食具加以改良，如使用加长加粗的叉子、勺子，或将叉子、勺子用活套固定于手上。

（2）饮水训练：①杯中倒入适量的温水，放于适当的位置。②可用患手持杯，健手帮助以稳定患手（图4-7-2），端起后送至嘴边。③缓慢倾斜茶杯，倒少许温水于口中，咽下。④必要时可用吸管饮水。

2. 训练注意事项

（1）为患者提供良好的进食环境，进食前如有活动义齿应取下。

（2）鼓励患者尽可能自己进食，必要时才给予帮助。

（3）注意观察患者的咀嚼和吞咽能力，防止食物误吸的情况发生。

（二）穿脱衣服训练

穿脱衣服是日常生活活动中不可缺少的动作。患者因功能障碍，造成穿脱衣服困难，只要能保持坐位平衡，有一定的协调性和准确性，就应指导其利用残存的功能进行穿脱衣服训练，以尽快获得独立生活的能力。下面以偏瘫患者为例介绍瘫痪患者穿脱衣服训练。

1. 训练方法

（1）穿脱开身上衣：穿衣时，患者取坐位，健手找到衣领，将衣领朝前平铺在双膝上，患侧袖子垂直于双腿之间。用健手将患肢套进衣袖并拉至肩峰→健侧上肢转到身后，将另一侧衣袖拉到健侧斜上方

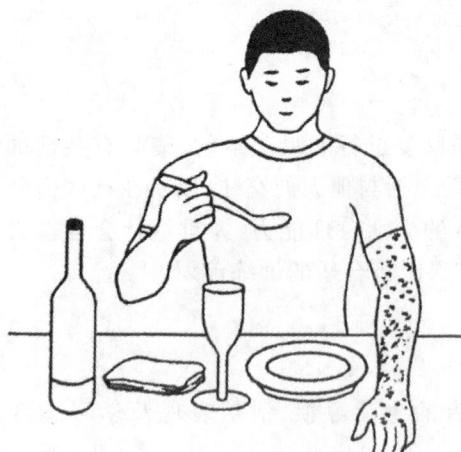

图 4-7-1　进食姿势

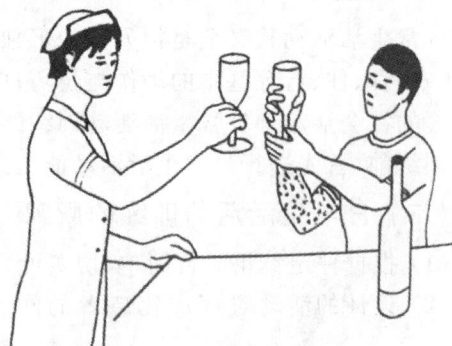

图 4-7-2　患手持杯喝水

→穿入健侧上肢→整理并系好扣子(图 4-7-3)。

脱衣过程与穿衣相反。健手解开扣子→健手脱患侧衣袖至肩下→脱健侧衣袖至肩下→两侧自然下滑脱出健手→再脱出患手。

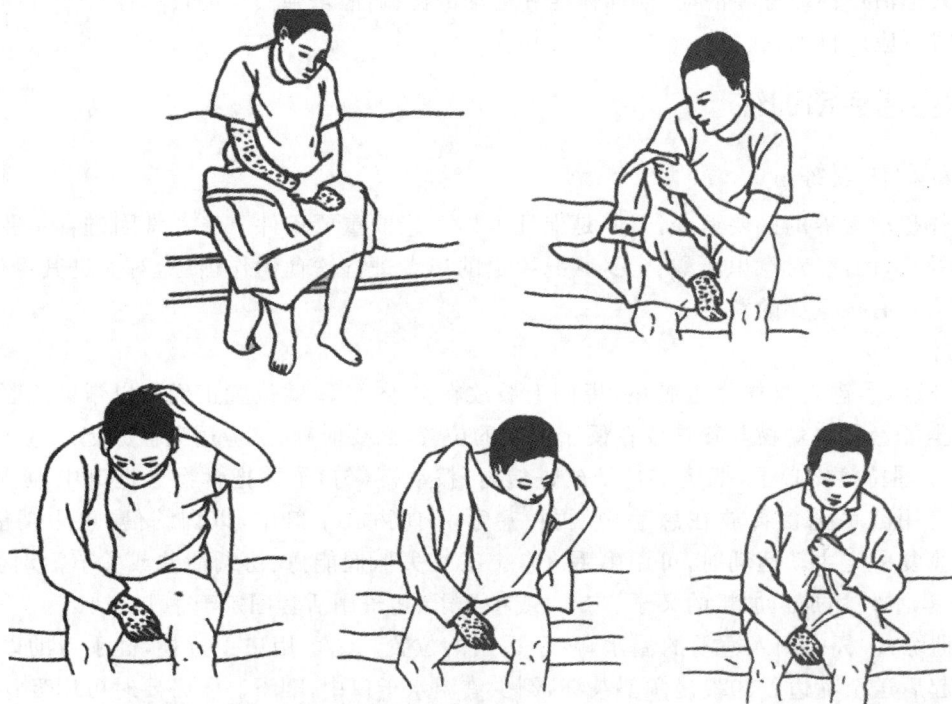

图 4-7-3　患者穿开身上衣

(2) 穿脱套头上衣:穿衣时,患者取坐位,健手将衣服平铺在健侧大腿上,领子放于远端,患侧袖子垂直于双腿之间。健手将患肢套进袖子并拉至肘部以上→再穿健侧袖子→健手将套头衫背面举过头顶,套过头部,整好衣服(图 4-7-4)。

脱衣:先将衣服上推至胸部以上→再用健手拉住衣服背部→从头转到前面→脱出健手→最后脱患手。

(3) 穿脱裤子:穿裤子时,患者取坐位,健手置于腘窝处将患腿抬起放在健腿上。健手穿患侧裤腿,拉至膝部以上→放下患腿,全脚掌着地→穿健侧裤腿,拉至膝上→抬臀或站起向上拉至腰部→整理系紧腰带(图 4-7-5)。

脱裤:患者取站立位松开腰带,裤子自然下落→坐下抽出健腿→抽出患腿→健腿从地上挑起裤子→

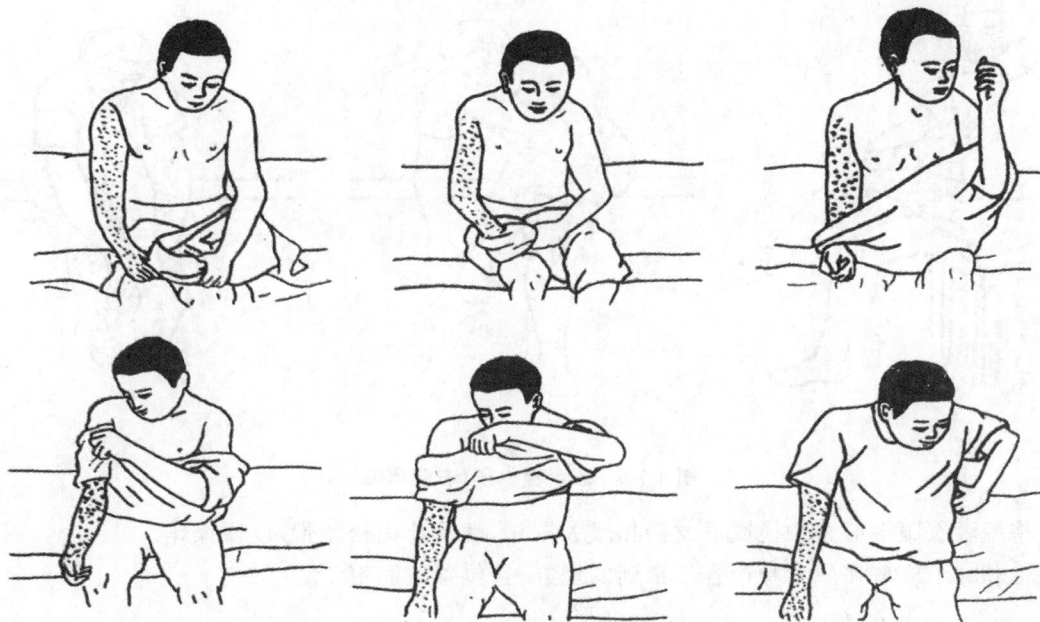

图 4-7-4 患者穿套头上衣

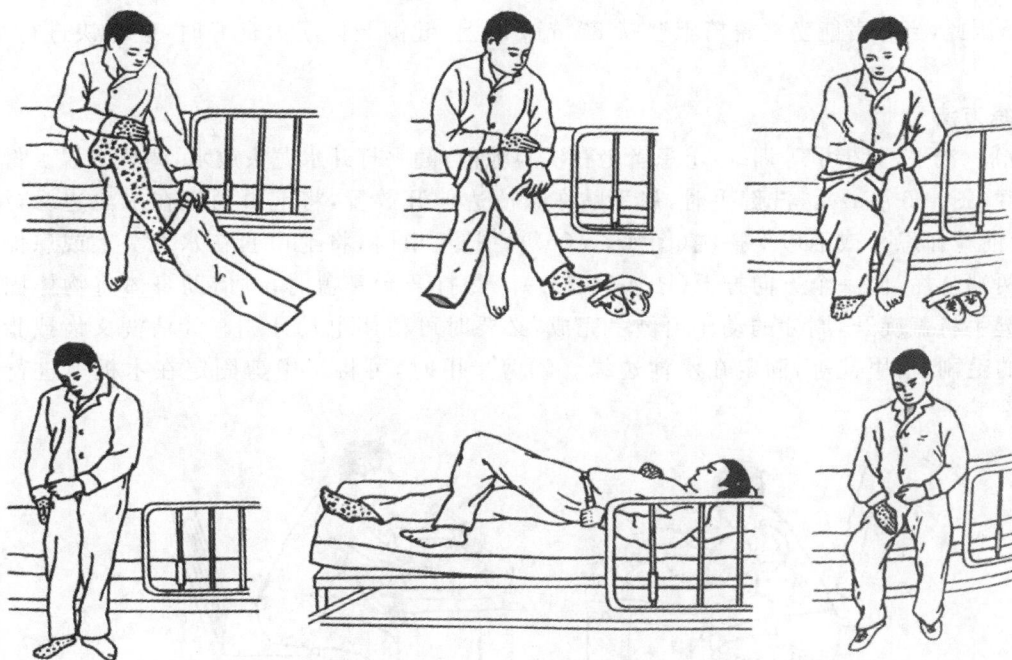

图 4-7-5 患者穿裤子

整理好备用。

平衡较好的患者取坐-站式,平衡不好的患者取坐-卧式穿脱衣裤。

(4)穿脱鞋袜:穿鞋或穿袜子时,患者取坐位,双手交叉将患腿抬起放在健腿上→健手为患足穿鞋或穿袜子→放下患腿,全脚掌着地,身体重心转移至患侧→再将健腿放患腿上→穿好健足鞋或袜子(图4-7-6)。脱鞋子或袜子顺序与穿鞋子或袜子相反。

2. 训练注意事项

(1)帮助患者选择大小、松紧、厚薄适宜的衣物,以利于穿脱和穿着舒适。

(2)偏瘫患者穿衣服时应先穿患肢,后穿健肢;脱衣服时先脱健肢,后脱患肢。

71

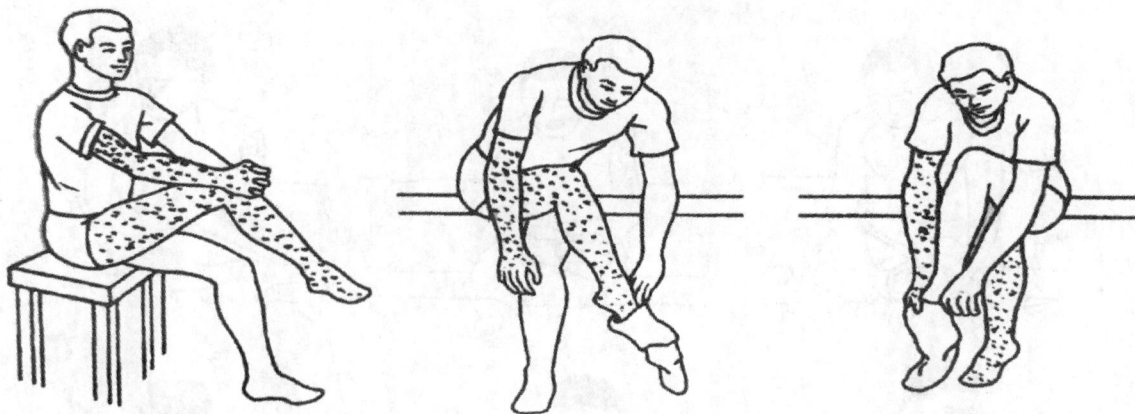

图 4-7-6 患者穿袜子（右侧瘫痪）

（3）将患者衣服上的纽扣换成尼龙搭扣或大按扣，裤带选用松紧带，以便操作。

（4）鞋和袜子应放在患者身边容易拿到的地方，且位置应固定。

（三）个人卫生训练

清洁卫生是人类不可缺少的。全身皮肤和黏膜的清洁，对于调节体温和预防并发症有重要意义。患者生活不能自理，大多体现在不能解决个人卫生问题上，这不但对健康不利，而且对个人形象也有一定的影响。因此，当患者能坐在轮椅上坚持 30 min 以上，健侧肢体肌力良好时，应尽快进行个人卫生训练。

1. 训练方法

（1）洗脸、洗手、剪指甲等训练：①患者坐在洗脸池前，健手打开水龙头放水，调节水温。健手洗脸、患手及前臂（图 4-7-7（a））。洗健手时，患手贴在水池边伸开放置，将毛巾固定在水池边缘，涂过香皂后，健手及前臂在患手或毛巾上擦洗（图 4-7-7（b））。拧毛巾时，将毛巾套在水龙头上或患侧前臂上，用健手将两端合拢，向一个方向拧干（图 4-7-7（c））。②打开牙膏盖时，可借助身体将物体固定（如用膝夹住），健手将盖旋开，刷牙的动作由健手完成，必要时可使用电动牙刷。③清洗义齿或指甲时，用带有吸盘的毛刷、指甲锉等，固定在水池边缘。④剪指甲时，可将指甲剪固定在木板上进行操作（图 4-7-7（d））。

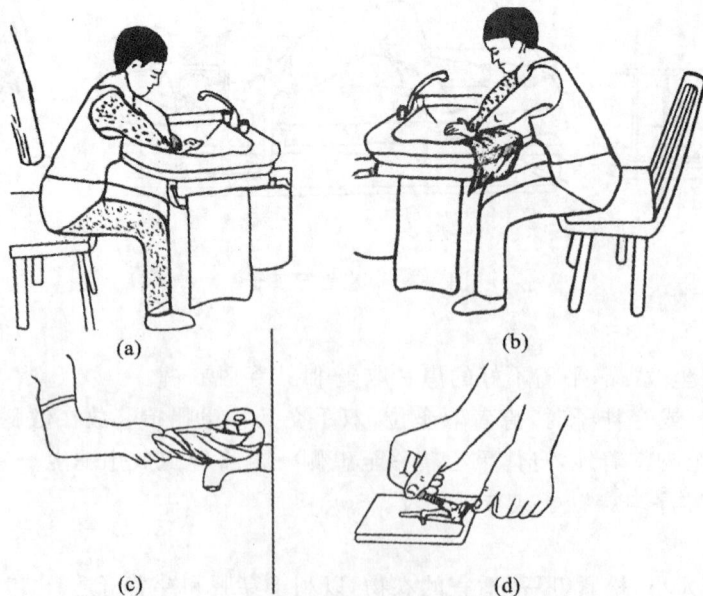

图 4-7-7 洗脸、洗手及前臂、剪指甲训练

（2）洗澡训练：①盆浴时，患者坐在紧靠浴盆的椅子上，脱去衣物，用双手托住患腿放入浴盆内，再用健手握住浴盆沿，健腿撑起身体前倾，抬起臀部移至浴盆内，健腿放入浴盆内；亦可用一块木板，下面安两个橡皮柱固定在浴盆一端，患者将臀部移向浴盆内木板上，健腿放在浴盆内，再帮助患腿放入浴盆内。②洗涤时，用健手持毛巾擦洗或将毛巾一端缝上布套，套于患臂上协助擦洗，也可借用长柄海绵球擦洗背部和身体远端。③拧干毛巾时，将其压在腿下或夹在患侧腋下，用健侧手拧干。④洗毕，出浴盆顺序与前面步骤相反。⑤淋浴时，患者可坐在淋浴凳或椅上，这样洗澡较容易进行（图 4-7-8）。

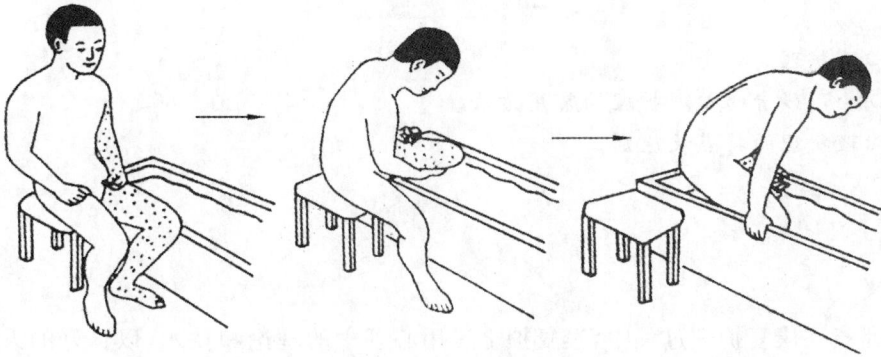

图 4-7-8　患者入浴盆的动作

知识拓展

"室内街道"帮助患者进行日常生活活动训练

　　脑损伤等患者经救治后常遗留运动、感觉和语言功能障碍，影响其生活自理能力。据报道，在美国的尤维勒康复医院设有一条"室内街道"，街面宽约 3 米，长约 20 米，其中有小型超市、饭店、旅馆、柜员机。这条"室内街道"是专门为接受康复治疗的患者设计的，患者可在饭店的厨房里练习洗菜、开冰箱取食品，可在旅馆的卫生间里练习洗漱和如厕，可在柜员机前练习取钱。"室内街道"上还停有一辆小轿车供患者练习上下车。"室内街道"的地面分别用不同的建筑材料拼成，用来训练患者在不同的路面上行走。这条"室内街道"虽小，却包含了日常生活中人们必须接触和使用的各种设施，能有效地帮助患者提升日常生活活动能力。

2. 训练注意事项

（1）根据季节调节浴室温度，一般在 22～26 ℃，洗澡水温在 40～45 ℃。

（2）训练时康复护士应在旁保护，患者出入浴室应穿防滑拖鞋，洗澡时间不宜过长，以免发生意外。

（3）注意观察患者体温、脉搏、血压等全身情况，如有异常及时处理。

三、日常生活活动训练注意事项

1. 训练前做好各项准备　　如帮助患者排空大小便，避免训练中排泄物污染训练器具；固定好各种导管，防止训练中脱落等。

2. 训练应由易到难，循序渐进，切忌急躁　　可将日常生活活动的动作分解为若干个细小动作，反复练习。注意保护，以防发生意外。

3. 训练时要提供充足的时间和必要的指导　　康复护士要有极大的耐心，对患者的每一个微小进步，都应给予恰当的肯定和赞扬，以增强患者的信心。

4. 训练后要注意观察患者精神状态和身体状况　　如是否过度疲劳，有无身体不适，以便及时处理。

（侯晓雪）

第八节 心理护理

能力目标

1. 掌握:心理护理的概念。
2. 熟悉:病、伤、残者的心理护理的常用方法。
3. 了解:心理护理的特点及原则。

一、概述

(一) 定义

心理护理是指在康复护理过程中,康复护士运用心理学的理论和技术,以良好的人际关系为基础,通过各种方式或途径,积极地影响、改变患者的不良心理状态和行为,以解决患者的心理健康问题,促进患者的康复。

(二) 特点

1. 个体化与复杂化 每个患者对疾病的体验都不相同,而且在不同的阶段,患者的心理问题也不同,同时患者的心理状态受到多种复杂因素的影响,因此康复护士应针对每个患者的心理特点,进行个体化的心理护理。

2. 广泛性与情境性 广泛性是指患者在医院环境下,其心理活动无时无刻不在康复护士的影响下产生作用;情境性是指患者的心理活动受环境的影响而变化。

3. 社会性 社会性是指患者的心理状态离不开社会环境的影响,社会环境包括社会支持、周围人们的态度等。

(三) 原则

1. 建立良好的沟通环境 融洽和良好的沟通环境是心理护理的基础。

2. 身心治疗相结合 在康复护理中,各种疾病的心理因素和躯体因素可以互为因果和互相影响,因此在心理护理的同时应综合药物、运动等其他治疗方法,积极处理和改善躯体症状,在进行躯体治疗的同时,应充分发挥心理护理的作用,以减轻消极心理因素,使患者积极面对疾病。

3. 自主性原则 使患者认识到自我护理是一种为了自己的生存、健康所进行的活动,是一种心理健康的表现,应自觉地在医护人员的指导下参与自身的康复护理过程。

二、病、伤、残者的心理护理

(一) 建立良好的护患关系

心理护理是在康复护士与患者的相互交往中进行的,因此建立良好的护患关系是心理护理取得成效的关键。在相互尊重、信任、合作的基础上,康复护士与患者共同以疾病和心理康复为目的建立治疗性关系,康复护士良好的言行在治疗过程中所起的作用是不容忽视的。

1. 康复护士要有良好的沟通技巧 首先,康复护士要加强与患者及家属的沟通,在沟通过程中,要注意沟通的方式、方法,要根据各人所处的情况、病情特点、文化程度选择最适宜的语言方式,以达到治疗疾病、调节心理的目的。康复护士与患者交流时,在言语上应亲切温和,语速应适中,用词要简洁、通俗、易懂,主题突出,避免使用过多的医学术语,同时要注意微笑服务、认真倾听。康复护士还应自觉地控制和调整自己的情绪,避免不良情绪对患者的影响。

2. 康复护士要有良好的职业道德和敬业精神 患者是在生理或心理处于非健康状态的特殊人群，这就要求康复护士以真诚、热情、友善的态度对待每一位患者，尊重患者的权利和人格，对所有的患者要一视同仁。良好的职业道德和敬业精神可以增强康复护士的责任心和荣誉感，增加患者对康复护士的信任感，使护患关系更加密切，以增加护患之间的亲和力。

3. 娴熟的护理技能和丰富的理论知识是建立良好护患关系的关键 康复护士在工作中应做到胸有成竹，遇事沉着稳重、果断、干练、有条不紊，良好的形象将会潜移默化地感染患者，只有不断地扩大自己的知识结构才能在工作中获得患者的信赖。

4. 康复护士要有恰当的护理艺术 康复护士工作的服务对象是不同阶层、不同心理、不同需求的特殊人群，简单的执行医嘱式的工作模式已不能完全适应护理工作的新要求。这就要求康复护士要更多地掌握心理、社会、行为、健康教育等方面的新的知识，从患者的言谈、行为和情绪的细微变化中发现其心理活动的改变，主动地对患者进行广泛的健康教育，提前发现和满足患者的护理要求。

5. 维护患者利益和尊重患者隐私 这是建立良好的护患关系的必要条件。

（二）支持疗法

支持疗法是一般性心理治疗，也是应用最广泛的心理治疗方法，是康复护士合理地采用劝导、启发、鼓励、同情、支持、评理、说服、消除疑虑和提供保证等交流方法，帮助患者认识问题、改善心境、提高信心，从而促进患者身心康复的治疗方法。康复护士应倾听患者的陈述，协助分析患者发病及残障的主客观因素，实事求是地把康复所能解决的问题告知患者，并告诉患者从哪些方面努力可以实现愿望。

（三）行为疗法

行为疗法又称为行为矫正。该疗法是基于实验心理学的成果，帮助患者消除或建立某些行为，从而达到治疗目的的一门医学技术。其理论基础是行为主义理论中的学习学说、巴甫洛夫的经典条件反射学说和斯金纳的操作性条件反射学说。行为主义理论认为，人的心理病态和各种躯体症状都是一种适应不良的或异常的行为，是在以往的生活经历中，通过"学习"过程而固定下来的，同样可以通过"学习"来消除和纠正。其他学说也是以"刺激反应"的学习过程解释行为的。

1. 系统脱敏疗法 系统脱敏疗法又称交互抑制法，主要是诱导患者缓慢地暴露导致焦虑或恐惧的情境，并通过心理放松焦虑或恐惧情绪，达到治疗目的。

系统脱敏疗法包括以下三个步骤。

（1）放松训练，最终要求受训者在日常生活环境中可以随意放松，达到运用自如的程度。

（2）建立焦虑或恐惧的等级层次，刺激因素的确定和排次要得到患者认可。

（3）在放松的情况下，按照某一焦虑或恐惧的等级层次进行脱敏治疗，当新建立的正常反应迁移到日常生活中时，脱敏才算成功。

2. 强化疗法 强化疗法又称操作条件疗法，是指系统的应用强化手段来增加某些适应性行为，以减弱或消除某些不适应行为的心理治疗方法，包括行为塑造技术、渐隐技术、代币奖励法、行为消退法等。例如，在残疾患者康复训练过程中，可运用奖励等方式鼓励患者积极地投入训练，以获得较好的康复效果。

（四）认知疗法

认知疗法是通过认知和行为技术来改变患者的不良认知，从而矫正并适应不良行为，以促进心理障碍的好转的治疗方法。认知疗法主要适用于情绪抑郁的患者减轻抑郁和焦虑。要让患者接受疾病的事实，同时认识到通过康复训练可改善病情，使患者积极克服困难，达到最佳康复效果。

认知疗法的治疗步骤如下。

（1）建立良好的护患关系。

（2）了解和分析患者的认知活动，有计划、分阶段地与患者共同讨论合理化的思维方式，依此塑造新行为。

（3）根据不同病情，用不同的行为矫正技术，并针对其各种良好表现，给予适当的反馈与强化。

（4）疗程一般为 3~6 个月（12~20 次），开始为每周 1~2 次，以后可每两周 1 次。

认知疗法的禁忌证：有幻觉、妄想、严重精神病或抑郁症的患者；受到严重的认知损害的患者。

（五）娱乐疗法

娱乐疗法是通过娱乐活动的方式增进身心健康的心理治疗方法。娱乐活动形式多样，如听音乐、看电影、看电视、看戏剧表演、跳舞、游戏、下棋、打牌、游园等。娱乐疗法对心理有多方面影响，可以抒发情感、改善心境、消除紧张、提高自信。

实施娱乐疗法的注意事项：首先，应本着自愿参加的原则，如果患者参加并不感兴趣甚至厌恶的娱乐活动，只会适得其反；其次，必须因人而异，选择合适的娱乐方式；再次，必须遵循自然的原则，因为它的疗效主要是在潜移默化中实现的。

知识拓展

我国民间一直流传着"笑一笑，十年少；愁一愁，白了头"及"心病终需心药医"等说法，可见精神因素与精神疗法一直是深受人们重视的。采用多种形式的幽默疗法，让患者在患病的痛苦中获得喜悦和愉快，得到精神享受，从而加强兴奋过程，用笑使已失去的平衡重新达到新的平衡，这无疑是有益的。幽默疗法是一种辅助治疗，它能在药物治疗的前提下，有效地促进患者的病情恢复。

（六）理性情绪疗法

理性情绪疗法的基本理论认为，人们的情绪和行为应不是由某一诱发事件本身直接引起的，而是由经历这一事件的个体对诱发事件的看法认知和解释所引起的，也就是说，人们对客观事物的思维和认识是决定人们情绪反应和行为的关键，诱发事件只是引起情绪反应的间接原因，而人们对诱发事件的看法和解释才是引起人们情绪反应和行为的直接原因。

人们对社会中所发生的一切事件不外有两种看法或两种信念，即合理的信念和不合理的信念。所谓信念就是人们对所发生的事件的看法、理解和评价。如果合理的信念占主导地位，即对所发生的事情有比较积极的正确认识，这时人们就会采取正确的态度、有效的措施处理，所产生的情绪反应就是比较积极满意的；如果不合理的信念占主导地位，就会产生一系列不良的情绪反应，处理问题的态度就是消极的，其效果往往也是不满意的。

理性情绪疗法的关键是心理学家对患者的不合理的信念进行分析、说服和争辩，使不合理的信念改变为合理的信念，由此恢复正常的情绪反应和行为后果。该疗法基本分为三个阶段，即心理诊断阶段、领悟及修通阶段和再教育阶段。

（侯晓雪）

第九节　假肢、矫形器、轮椅、助行器的使用指导及训练技术

能力目标

1. 掌握：假肢、矫形器、轮椅、助行器等康复工程器具的使用方法及康复护理要点。

2. 熟悉：假肢、矫形器、轮椅、助行器使用的注意事项。

3. 了解：假肢、矫形器、轮椅、助行器的概念和分类。

一、假肢的使用指导及训练技术

假肢是用于弥补截肢者肢体缺损和代偿其失去肢体的功能而制造、装配的人工肢体。假肢通常由接受腔、连接部件、人造关节、仿真假手（脚）四部分组成。使用假肢可以代偿失去肢体的部分功能，使截肢者恢复一定的生活自理能力。

（一）分类

（1）假肢按结构分为内骨骼式假肢和外骨骼式假肢。

（2）假肢按用途分为装饰性假肢、功能性假肢、作业性假肢和运动性假肢。

（3）假肢按安装时间分为临时性假肢和永久性假肢。

（4）假肢按解剖部位分为上肢假肢和下肢假肢。

（5）假肢按控制假肢运动的动力来源分为自身力源假肢和体外力源假肢（又称外动力假肢）。

（二）上肢假肢

上肢是进行日常生活和精细活动的主要器官，所以上肢假肢的基本要求为外观逼真、动作灵活、功能良好、轻便耐用、穿脱方便。

1. 康复评定 首先对残肢局部进行评估，包括残肢有无畸形、有无神经瘤，皮肤是否完整、有无溃疡等创面感染、有无瘢痕，关节活动度是否受限以及群肌力是否良好等。在安装假肢以前先对上述情况进行适当处理。其次，测量残肢长度也很重要。残肢的长度直接影响到假肢的安装及装配后的功能恢复。

（1）截指与部分手的截肢：可装配假手指以弥补缺损，改善外观。有些拇指缺损或食指、中指、环指、小指的缺损应积极装配部分手假肢或工作用的对掌物以改善功能。

（2）腕关节离断：可装配索控式假手或钩状手，应用双层插入式接受腔或开窗加盖式接受腔，假肢依靠腕部的膨大部位进行悬吊。假肢可以随着残肢进行旋前、旋后活动，因此不另设腕关节旋转机构。

（3）前臂截肢：肘下保留 15 cm 左右的长度，较适合机电假手或机械假手的安装，且功能恢复满意。若肘下短于 6 cm，假肢安装较困难，且稳定性差，功能恢复也差。同时保留肘关节很重要，即使前臂残端短至 3～5 cm，安装假肢的效果也比肘上截肢好。

（4）肘离断假肢：其结构、功能与上臂假肢相近，不同之处是肘关节铰链装配在肘的两侧，接受腔可以依靠肱骨髁进行悬吊，有较好的假肢悬吊和控制接受腔旋转的功能。

（5）上臂截肢：最好保留 18 cm 左右的长度，如是高位上肢截肢应尽量保留肱骨头，方便保留肩部外形，有利于假肢的稳定性及功能恢复。

（6）肩离断：适合装配装饰性假肢。

2. 康复训练 主要包括：①穿戴假肢（手）前的训练：当截肢手为利手时，首先要进行更换利手的训练。先从日常生活动作开始，然后过渡到手指的精细协调动作训练，最终使截肢侧能完全替代利手的功能。②穿用假肢（手）的训练：首先教会患者认识假肢（手）的名称和用途。其次学会穿脱和使用假肢（手）。如果是前臂假肢，应教会患者前臂的控制和机械手的使用。如果是上臂假肢，还要学会前臂和手的控制、肘关节屈曲，开启肘锁和肩关节的回旋。如果是钩式能动手，还要指导患者训练抓控和释放动作，再进一步指导患者进行日常生活活动训练，如：洗漱、修饰、穿衣、吃饭、如厕、家务活动等。

（三）下肢假肢

下肢的主要功能是承重、平衡、站立和步行。功能良好的下肢假肢除了外观逼真、轻便耐用、操纵简便以外，还应具有适合的长度，良好的承重功能和生物力线，以保证截肢患者安装假肢后步行平稳，步态良好。

1. 康复评定 主要包括身体功能评估，如皮肤情况、残肢畸形及程度、残肢长度测量、残端形状、关节活动度、肌力检查和神经瘤情况等。

（1）皮肤情况：有无感染、溃疡、窦道及骨残端粘连的瘢痕。如皮肤条件不好，应积极治疗，情况稳

Note

定好转后再进行安装;糖尿病引起皮肤溃疡者,应先有效控制血糖,否则不宜安装假肢。

（2）残肢畸形及程度:残肢关节有无畸形及关节活动度如何,负重力是否良好等。残肢关节严重畸形或假肢负重力线不良的患者不适合安装假肢,否则将会影响步态,不能顺利行走,甚至导致脊柱侧弯、腰背疼痛。

（3）残肢长度测量:膝下截肢长度的测量是从胫骨平台内侧至残端;膝上截肢长度的测量是从坐骨结节至残端。理想的膝下截肢长度为 15 cm 左右,膝上截肢长度为 25 cm 左右。

（4）残端形状:传统截肢的残端为圆锥形,现已不采用。目前采用更为合理的圆柱形残端,并配合新型的假肢接受腔,更有利于假肢的功能恢复,效果更佳。

（5）关节活动度:有无关节挛缩及关节活动度的改变,尤其是髋关节和膝关节。应早期进行关节活动度训练,以防关节活动度严重受限,影响假肢安装。

（6）肌力检查:主要检查维持站立肌群和行走肌群的肌力情况。如臀大肌、臀中肌、髂腰肌和股四头肌等。主要肌群肌力小于 3 级者不宜佩戴假肢。

（7）神经瘤情况:主要检查神经瘤的有无、大小、部位、疼痛程度等。必要时,手术切除神经瘤后才能安装假肢。

2. 康复训练　主要包括临时性假肢和永久性假肢的安装及康复训练。

（1）截肢后临时性假肢的安装及康复训练:为了帮助截肢患者早日康复,近年来多主张早期（一般在截肢术后 2 周,拆线后）即可安装临时性假肢。这种早期安装的临时性假肢是用石膏或其他可塑性材料制成接受腔,提前进行佩戴假肢的适应性训练,以促进残肢早日消肿,早日定型。主要训练内容包括:①穿脱临时性假肢训练。②平衡训练:包括在平行杠内进行单足或双足站立保持平衡训练。③迈步训练:从假肢侧迈半步负重,逐渐过渡到整步,然后假肢负重,再训练健侧迈步。④侧方移动训练。⑤上下台阶及坡道训练。

（2）永久性假肢的安装及康复训练:通过应用临时性假肢进行系统性训练后,残肢已良好定型,在身体的平衡性、灵活性及步态均较满意的情况下,即可装配永久性假肢。一般在临时性假肢应用后的 2~3 个月内,根据患者的情况进行调整。该阶段主要针对永久性假肢进行适应性训练,强化下肢的肌力和运动功能,加强平衡功能、协调功能以及步态的训练。主要训练内容包括:①穿脱假肢训练,先在残肢上涂上滑石粉,然后套上残肢袜,再将残肢穿进假肢接受腔。如果用悬吊和固定装置的大腿假肢,应先束紧腰带,然后将吊带的松紧调整到适当拉紧的位置,先走几步,再调整到合适位置。②起坐和站立训练,假肢在前,健肢在后,双手压大腿下部,以健侧支撑体重,训练站起、坐下动作,训练时假肢靠近椅子,身体外旋45°,以健侧支撑,屈膝时假肢侧的手扶椅子坐下。③平行杠内训练,主要训练假肢内旋动作;重心转移运动;交替关节运动;向前步行运动及方向移位动作等。④实用性动作训练,包括地面坐起和站立训练;上下坡训练,上下台阶训练;跨越障碍物训练及地上拾物训练等。

二、矫形器的使用指导及训练技术

矫形器是指在人体生物力学的基础上,作用于躯干、四肢等部位的体外附加装置。由于需要矫形器的部位和作用差别很大,矫形器制作的针对性很强,需要根据患者的实际情况制订处方。

（一）基本功能

矫形器具有稳定支持、固定保护、预防矫正畸形、减轻轴向承重、抑制站立、步行中的肌肉反射性痉挛,改进功能的基本功能。

1. 稳定和支持　限制关节异常活动,保持关节稳定,恢复其承重功能,发挥良好的运动功能。如小儿麻痹后遗症、下肢肌肉广泛麻痹患者可以使用膝踝足矫形器来稳定膝关节,以利步行。

2. 固定和保护　固定和保护病变肢体及关节,防止畸形、收缩和促进组织愈合。如骨折后的各种固定矫形器。

3. 预防、矫正畸形　应以预防为主。因软组织病变及肌力不平衡引起骨关节畸形,可通过矫形器预防及纠正畸形。多应用于儿童,儿童生长发育阶段由于骨关节生长存在生物可塑性,矫形效果较好。

4. 减轻轴向承重 矫形器可以承担部分体重,减轻肢体或躯体负荷。如坐骨负重矫形器,可使下肢免除负重,恢复行走功能。

5. 抑制站立、步行中的肌肉反射性痉挛 如塑料踝足矫形器用于脑瘫患者可以防止步行中出现痉挛性马蹄内翻足,改善步行能力。

6. 改进功能 如各种帮助手部畸形患者改进握持功能的腕手矫形器。

（二）分类

矫形器分为固定式矫形器和功能性矫形器两大类。前者主要用于矫形和保护;后者主要是发挥残留肢体的功能。按照治疗部位分为以下几类。

1. 上肢矫形器 包括肩关节矫形器、肘关节矫形器、腕关节矫形器和手部矫形器等,材料及工艺要求轻便灵活。使用目的在于为患上肢提供牵引力,控制异常活动,纠正畸形,扶持部分瘫痪肢体,完成精细动作及恢复日常生活能力。

2. 下肢矫形器 包括髋关节矫形器、膝关节矫形器、踝足矫形器等。下肢的功能是负重和行走,因此下肢矫形器的主要作用是减少负重,限制活动,替代肢体功能,维持下肢稳定性,改善站立和行走,预防及纠正畸形。

3. 脊柱矫形器 包括头颈部矫形器、颈部矫形器、颈胸部矫形器、颈胸腰骶椎矫形器、胸腰骶椎矫形器及腰骶椎矫形器。脊柱的功能是支持躯干,保持姿势,因此脊柱矫形器的作用是固定躯干,矫正不良姿势,预防及纠正畸形。

（三）使用

（1）矫形器的康复处方经康复治疗小组（包括康复医师、康复治疗师、假肢具形器技师、康复护士等）讨论后,结合患者的病史、身体功能评估（包括生理、认知和心理功能）、辅助器具评估（种类、尺寸、配件及特别改制部分等）以及环境评估,由康复医师负责书写矫形器康复处方。处方内容主要包括:患者的基本信息、矫形器使用的目的、功能要求、品种、材料、尺寸、固定范围、体位、作用力的分布及使用时间等。

（2）矫形器佩戴前后的功能训练。经康复治疗小组讨论后,综合患者各方面的情况,制订个体康复训练计划。佩戴前以增强肌力,改善关节活动范围和协调功能,消除水肿为训练目标;在正式使用前,要进行试穿并调整对位对线、动力装置等结构,教会患者如何穿脱矫形器,重复练习并熟练掌握,并在穿上矫形器后进行一系列的功能活动和日常生活活动训练。对长期使用矫形器的患者,应每3个月或半年随访一次,了解矫形器的使用情况、动力装置及病情变化,根据功能要求及时修改和调整矫形器。

三、轮椅的使用指导及训练技术

轮椅的使用者通常是因存在功能障碍而无法走路、行动不便,或医嘱不准走路的患者。轮椅处方和药物处方一样,在选用之前,首先要与康复医师和康复治疗师协商后,才能决定。

（一）临床应用

1. 适用对象 一般适用于有以下情况的患者:①步行功能严重减退的患者:如截肢、骨折、瘫痪和疼痛症,令患者步行功能减退,即使使用拐杖或助行器都无法步行,则应该考虑使用轮椅,倘若上肢功能减退不能安全抓紧拐杖,也可用轮椅。②医嘱禁止走动的患者:如因病致使双下肢不能负重,或因心脏病须减轻体力消耗者,都要暂时用轮椅代步。③脑性瘫痪的患者:障碍程度严重不能走路的脑瘫患者如果无须卧床,改为坐轮椅,对心理和身体健康都有裨益。④身体老化的老年人:由卧床改为坐起,可改善老年人的循环系统。为此,老年人可以通过轮椅代步,增加日常活动,增强心肺功能,改善生活质量。⑤肢体残缺人士、长期患者和康复者:都可以借助轮椅而重新回归原工作岗位。一部设计恰当、性能良好的轮椅,能够大大提高使用者的身体功能。

2. 种类 根据不同的残损部位及所需功能将轮椅分为普通轮椅和特殊轮椅:普通轮椅一般由轮椅架、车轮、刹车装置及座靠等部分组成。特殊轮椅根据不同的需要又分为站立式轮椅、躺式轮椅、单侧驱

Note

动式轮椅、电动式轮椅和竞技式轮椅。

（二）选择指标

根据不同患者残损的程度及保留的功能,轮椅的选择及要求应注意以下几方面(图 4-9-1)。

1. 座位高度　坐下时,膝关节屈曲 90°,测量足跟至腘窝的距离,一般为 40～45 cm,如果座位太高,则轮椅不宜推入至桌面下;太低则患者的坐骨结节受压太大。

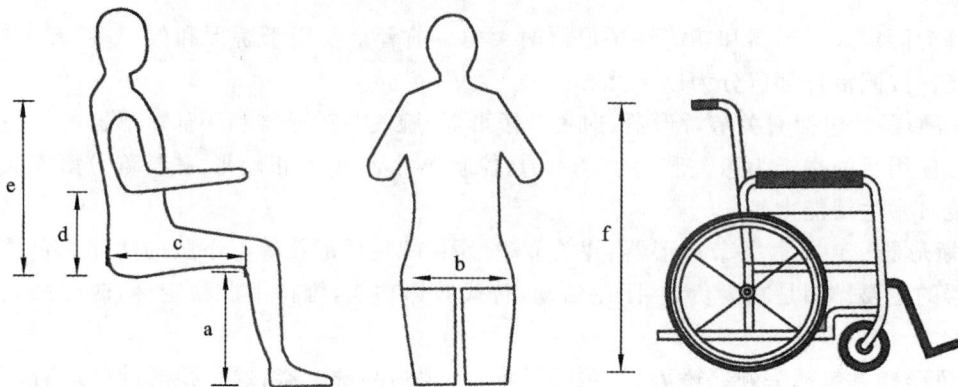

图 4-9-1　对轮椅使用者的测量

2. 座位宽度　测量坐下时两侧髋部最宽处之间的距离再加上 5 cm,为座位的最佳宽度,即坐下后臀部侧边各有 2.5 cm 的空隙。当座位太宽时不宜坐稳,操纵轮椅不便,肢体易疲劳;过窄则患者坐起不便,臀部及大腿组织易受压迫。

3. 座位长度　测量坐下时臀部向后最突出处至小腿腓肠肌之间的距离再减 5.0～6.5 cm 为座位长度。座位太短体重将主要落在坐骨结节上,局部易受压过重;座位过长则会压迫腘窝部处,影响局部血液循环,并且容易使皮肤磨损。

4. 扶手高度　坐下时,上臂垂直,前臂平放于扶手上,测量椅面至前臂缘的高度再加 2.5 cm 为扶手高度。如使用坐垫,还应加上坐垫高度。扶手太高时上臂被迫上抬,容易疲劳;扶手太低,需要前倾上身才能维持平衡,长期维持这种姿势不仅容易疲劳,有时还会影响呼吸。

5. 靠背高度　靠背越高,越稳定;靠背越低,上身及上肢的活动就越大。①低靠背:测量坐位面至腋窝的距离,再减去 10 cm;②高靠背:测量坐位面至肩部或后枕部的实际高度。

6. 脚托高度　与座位高度有关。安全起见,脚托至少应与地面保持 5 cm 的距离。

7. 坐垫　为预防压疮,可在靠背上和座位上放置坐垫。

8. 其他辅助件　为满足特殊患者需要而设计,如增加手柄摩擦面、车闸延伸、防震装置、扶手安装臂托及轮椅桌,方便患者吃饭、写字等。

（三）康复训练

应指导患者将轮椅作为交通工具,帮助他们积极投入社会活动,融入社会,改善生活质量。

1. 定期察看　定期察看长期坐轮椅患者受压迫部位的皮肤状况,防止压疮。坐轮椅时,患者身体承受体重压迫的主要部位包括:①肩背(近肩胛骨外);②臀部两侧(股骨粗隆处);③臀部下方(坐骨结节处);④膝部后方。

2. 操作技巧　自行推动轮椅的患者,如要在附近通行,除了要熟练掌握在平地上自行推动轮椅的方法外,还要学会后轮平衡术,以方便上人行道,也可应用于上坡人行道边。方法如下:①准备姿势和动作:头微后仰,上身挺起两臂拉后,手肘屈曲,手指紧握后轮环,拇指按在轮胎上,然后轻轻向后拉起,接着急猛地向前推,小轮便会离地。②保持平衡:轮椅前倾时,后仰上身推动前轮环;轮椅后跌时,前倾上身,拉后轮环。

四、助行器的使用指导及训练技术

辅助人体支撑体重,保持平衡和行走的工具称为助行器。主要用于一侧下肢缩短、一侧下肢不能支撑行走、步态异常等行走不稳的患者。临床常用的助行器有:手杖、拐杖和步行器。

(一)手杖

手杖为单手扶持帮助行走的工具。根据结构和功能,可分为单足手杖、多足手杖、直手杖、可调式手杖、带座式手杖、多功能手杖和盲人用手杖等。①单足手杖,一般采用木材或铝合金制成,适用于握力好、上肢支撑能力强的患者,如偏瘫患者的健侧等。②多足手杖,包括三足或四足,支撑面较广而且稳定,多用于平衡能力及肌力差、使用单足手杖不够安全的患者。

(二)拐杖

拐杖是靠前臂或肘关节扶持帮助行走的工具,有普通木拐杖、折叠式拐杖、前臂杖、腋杖和平台杖等。常见的拐杖如图 4-9-2 所示。前臂杖也称为洛氏拐,可单用也可双用,适用于握力较差、前臂力量较弱但又不必使用腋杖者;腋杖较稳定,适用于截瘫或外伤严重的患者,包括固定式和可调式两种;平台杖又称为类风湿拐,主要将前臂固定在平台式前臂托上,用于手关节严重损害的类风湿患者或手有严重损伤不能负重者(由前臂负重)。

确定腋杖长度的方法:身长减去 41 cm 的长度即为腋杖的长度。站立时大转子的高度是手杖的长度及把手的位置。或者患者站立,肘关节屈曲 25°~30°,腕关节背伸,小趾前外侧 15 cm 处至背伸手掌面的距离即为手杖的长度。

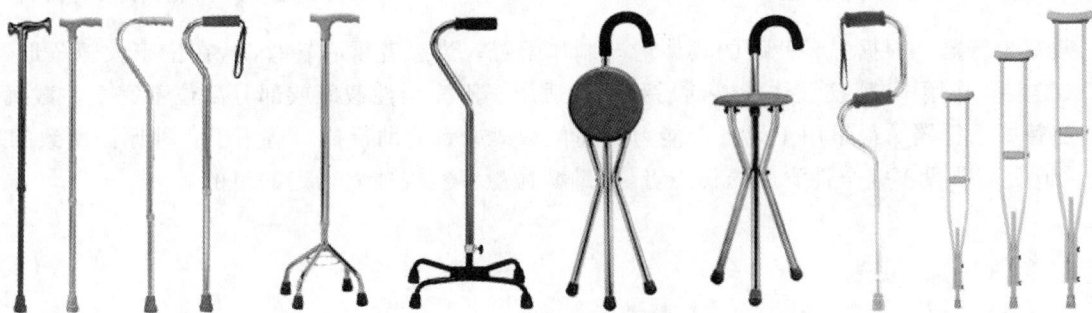

图 4-9-2 常见的拐杖

(三)步行器

步行器是用来辅助下肢功能障碍者(如偏瘫、截瘫、截肢、全髋置换术后等)步行的工具,主要有保持平衡,支撑体重和增强上肢伸肌肌力的作用。常见的步行器有框架式(两轮、三轮、四轮式)步行器(图 4-9-3)、截瘫步行器、交替式步行器等。

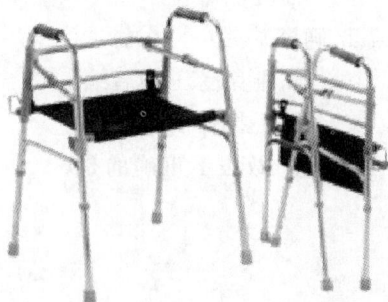

图 4-9-3 常见的框架式步行器

1. 框架式步行器 框架式步行器是由铝合金材料制成的有前侧和左右两侧的三边形金属框架。框架式步行器可支撑体重便于患者站立和行走,其支撑面积大,故稳定性好。使用时,患者两手扶持左右两侧,于框架当中站立和行走。①固定型:用于下肢损伤或骨折不能负重的患者。双手提起两侧扶手同时向前置于地面代替患足,然后健肢迈步。②交互型:体积小,无脚轮,可调节高度。使用时先向前移动一侧,然后再移动另一侧,如此来回移动前行。适用于站立位平衡差,下肢肌力差的患者及老年人。③两轮型:适用于上肢肌力差,单侧或整个提起步行器较困难者。前轮着地,步行时只要向前推即可。④步行车型:此车有四个轮,移动容易。可直接把前臂置于垫圈上前行。适用于步态不稳的老年人。但要注意身体与地面保持垂直,以防摔倒(图 4-9-4、图 4-9-5)。

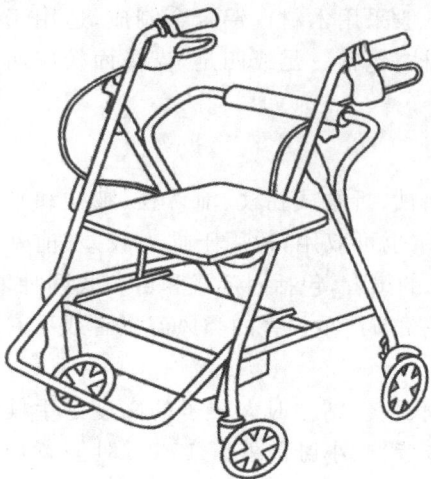

图 4-9-4　框架式步行器 1　　　　　　　　　　　　图 4-9-5　框架式步行器 2

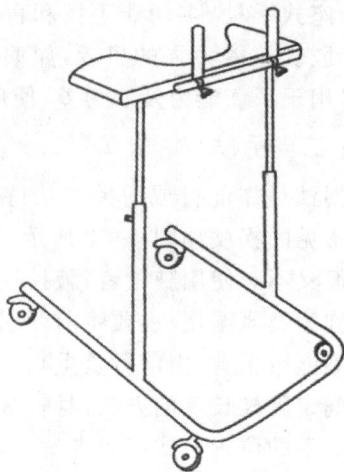

2. 截瘫步行器　根据患者截瘫的具体情况制作配置。当患者重心转移时,在位于大腿矫形器内侧的互动铰链装置作用下,瘫痪肢体能够前后移动。适用于不完全性截瘫或部分高位不完全性截瘫患者。

3. 交替式助行器　最早用于无行走能力的高位截瘫患者的助行器。适用于各种原因所致的 T4 以下完全性或更高节段不完全性脊髓损伤患者,辅助截瘫患者实现独立行走的目的。

(侯晓雪)

直通护考

一、单选题

1. 脑血管疾病早期如果注意体位的摆放对以后的康复治疗效果起着重要的作用,以下体位中哪一种更好些?(　　)

A.仰卧位　　　　B.俯卧位　　　　C.健侧卧位　　　　D.截石位　　　　E.患侧卧位

2. 脑卒中早期患者患侧卧位的不正确姿势是(　　)。

A.患肩前屈　　　　　　　　B.避免受压和后缩　　　　　　　　C.肘伸直

D.前臂旋前　　　　　　　　E.手指伸展手掌向上

3. 下列关于偏瘫患者从床转移至轮椅的做法不正确的是(　　)。

A.将轮椅靠于健侧,刹住车闸

B.轮椅与床成 90°角

C.健手抓住轮椅扶手,支撑站起

D.站起后,健手抓住轮椅的另一侧扶手

E.屈双膝,慢慢坐到轮椅上

4. 导尿前需要彻底清洁外阴的目的是(　　)。

A.防止污染导尿管

B. 使患者舒适

C. 便于固定导尿管

D. 清除并减少会阴部病原微生物

E. 防止污染导尿的无菌物品

5. 排便失禁患者的护理重点是（　　）。

A. 保护臀部，防止发生皮肤破溃

B. 给予患者高蛋白软食

C. 认真观察患者排便时的心理反应

D. 鼓励患者多饮水

E. 观察记录大便性质、颜色和量

6. 下列哪项属于主动运动？（　　）

A. 日常生活活动训练　　　　　　B. 关节松动技术　　　　　　C. CPM

D. 关节牵引　　　　　　　　　　E. 软组织牵引

7. 下列哪项属于被动活动的适应证？（　　）

A. 关节不稳定的骨折　　　　　　B. 骨关节肿瘤　　　　　　　C. 内固定后的骨折

D. 伴有炎症的骨折　　　　　　　E. 伴有剧烈疼痛的骨折

8. 下列关于软组织牵伸技术的说法正确的是（　　）。

A. 关节牵引属于软组织牵引

B. 软组织牵伸可以增加关节的活动范围

C. 牵伸的患者应安置功能位

D. 牵伸力量的方向应与肌肉紧张的方向一致

E. 牵伸的力量要足够大，鼓励患者忍受疼痛

9. 进行被动运动时，下列哪项动作是不正确的？（　　）

A. 在进行过程中可对关节稍加牵拉

B. 在活动最后应对关节稍加挤压

C. 进行被动运动时可允许有轻微的疼痛

D. 瘫痪患者被动运动顺序应从肢体远端至近端

E. 身体不参与活动的部分应给予适当支托

10. 下面哪一项最能反映助力运动？（　　）

A. 患者完全借助外力的辅助才可完成运动

B. 患者借助自身其他肌肉替代完成的运动

C. 患者最大努力地主动用力后，在外力辅助下完成的运动和动作

D. 患者的肌力已能独自主动完成运动时，进一步借助外力帮助完成的运动

E. 助力运动的力量完全来源于康复治疗师

11. 诊断吞咽障碍的金标准是（　　）。

A. 洼田饮水试验　　　　　　B. 反复唾液吞咽试验　　　　　　C. 胸部、颈部听诊

D. 吞咽造影检查　　　　　　E. 放射性核素扫描检查

12. 对咽部吞咽障碍的最准确的诊断工具是（　　）。

A. 医学病理检查

B. 查体

C. 电视荧光摄影检查吞咽

D. 床旁评定吞咽，有许多一致性

E. 食管测压

13. 吞咽障碍的特点不包括（　　）。

A.言语困难　　　　　　　B.声带功能病损　　　　　　C.口咽肌无力

D.吞咽困难　　　　　　　E.脑卒中少见的并发症

14.吞咽障碍可导致（　　　）。

A.脱水　　　　B.饥饿　　　　C.吸入性肺炎　　D.气道梗阻　　E.以上都是

15.下列说法正确的是（　　　）。

A.平静呼吸时,呼气是主动的,吸气是被动的

B.平静呼吸时,吸气 1/3 由胸廓活动完成,其余通过横膈活动完成

C.肺气肿患者发生呼吸障碍,主要表现在吸气时

D.哮喘患者发生呼吸障碍,在呼气时表现明显

E.呼吸限制性疾病常见于胸外科手术术后胸廓畸形等

16.呼吸训练的目标不包括（　　　）。

A.重建生理呼吸模式

B.逆转支气管和肺组织的病理损害

C.清除气道分泌物

D.改善体能活动

E.提高生存质量

17.禁止进行呼吸训练的是（　　　）。

A.慢性阻塞性肺疾病

B.慢性限制性肺疾病

C.肺炎

D.哮喘

E.呼吸衰竭

18.吹笛式呼吸训练的目的是（　　　）。

A.升高支气管内压,避免塌陷,减少肺残气量

B.降低胸腔内压

C.增加膈肌肌力

D.提高肺活量

E.促进痰液排出

19.不属于日常生活活动能力的是（　　　）。

A.进食　　　　B.穿衣　　　　C.上厕所　　　　D.排便　　　　E.感受

20.下列关于患者穿脱开身上衣的描述正确的是（　　　）。

A.健手将患肢套进衣袖并将衣袖拉至肩峰

B.穿衣时患者取坐位,患手找到衣领朝前平铺在双膝

C.先穿健侧再穿患侧

D.脱衣时患手先脱健侧衣袖

E.脱衣时健手先脱健侧衣袖

21.下列关于饮水训练的注意事项不正确的是（　　　）。

A.进食前无须取下活动义齿

B.进食前须取下活动义齿

C.鼓励患者尽可能自己进食

D.观察患者咀嚼吞咽能力

E.防止食物误吸的发生

22.下列关于个人卫生训练的描述正确的是（　　　）。

A.冬季浴室温度应调在 22～26 ℃

B. 患者洗澡时间可在 1 h 以上

C. 当患者能在轮椅上坐位坚持 10 min 时可进行洗澡

D. 患者可以一直不用洗脸、洗手、剪指甲

E. 患者在洗脸池前用患手打开水龙头

23. 心理护理常用的方法有(　　)。

A. 支持疗法　　　B. 认知疗法　　　C. 行为疗法　　　D. 娱乐疗法　　　E. 以上都是

24. 下列哪一项不是心理护理的原则?(　　)

A. 建立良好沟通环境原则　　　　　　　B. 护士为主原则

C. 身心治疗相结合原则　　　　　　　　D. 自主性原则

E. 以上都不是

25. 下列属于矫形器的基本功能的是(　　)。

A. 稳定和支持　　　B. 固定和保护　　　C. 预防　　　D. 减轻轴向承重　　　E. 以上都是

26. 下列不适合使用轮椅的患者是(　　)。

A. 截肢患者　　　　　　B. 脑性瘫痪的患者　　　　　　C. 长期患者

D. 肺炎患者　　　　　　E. 下肢骨折者

二、多选题

1. 患者,男,58 岁,进行左足拇趾外翻矫正术后,给予左下肢制动等治疗。解除制动后,患者踝关节活动受限。应该选择下列哪项康复治疗方法?(　　)

A. 牵引疗法　　　B. 低频电疗　　　C. 温热疗法　　　D. 肌力增强训练　　　E. 关节松动术

2. 患者,男,35 岁,患有脑干梗死。其配偶来咨询有关患者使用胃管鼻饲问题。床旁检查可发现发生吸入的临床预测指标,床旁检查所见不包括(　　)。

A. 说话的声音　　　　　　B. 出现构音障碍　　　　　　C. 咳嗽机制改变

D. 出现感觉性失语　　　　　　E. 舌控制无效

3. 患者,男,57 岁,咳嗽咳痰、胸闷气短 10 余年。经各项检查确诊为慢性阻塞性肺疾病,对该患者进行腹式呼吸训练时最佳体位是(　　)。

A. 端坐位　　　B. 平卧位　　　C. 右侧卧位　　　D. 左侧卧位　　　E. 斜躺坐姿位

第五章　常见疾病和损伤的康复治疗与护理

第一节　脑卒中的康复护理

能力目标

1. 掌握:脑卒中的康复护理措施及健康教育指导。
2. 熟悉:脑卒中的功能障碍及评定。
3. 了解:脑卒中的临床分类。

一、概述

脑卒中即脑血管意外(cerebrovascular accident,CVA),又称卒中(stroke)。脑卒中是一组由不同病因引起的急性脑血管循环障碍(痉挛、闭塞或破裂)导致的以持续性(>24 h)、局灶性或弥漫性神经功能缺损为特征的临床综合征。按其病理机制和过程可分为出血性和缺血性两大类。

二、康复评定

脑卒中患者可出现各种各样的功能障碍,与病变的性质、部位、范围等因素密切相关。脑卒中患者康复评定的内容包括以下几项。

(一) 躯体功能评定

躯体功能评定包括:高级功能(认知和言语);感觉、知觉功能;运动功能;平衡功能;性功能、排泄功能;吞咽功能;心肺功能;步态分析;神经心理功能等。

(二) 日常生活功能和工作能力评定

日常生活功能和工作能力评定包括个人日常生活功能、工具性日常生活功能、工作能力评定等。

(三) 社会参与方面

社会参与方面包括生活质量和生活满意度评定等。

(四) 脑卒中患者主要康复评定内容

1. 运动功能评定　运动功能评定是康复评定的重点,目前有许多有关偏瘫患者运动能力的评价方法,常用的有 Bobath 法、Brunnstrom 法、Fugl-Meyer 法、SIAS 评估、上田敏法等。

2. 肌张力评定　肌张力是指在肌肉组织静息状态下的一种不随意的、持续的、微小的收缩。

(1)肌张力分级:常用的有神经科分级和改良 Ashworth 分级。神经科分级根据被动活动肢体时所感觉到的肢体反应或阻力将其分为 0～4 级。康复科现大多应用改良 Ashworth 量表。

（2）肌力评定法：肌力是指肢体做随意运动时肌肉收缩的力量。检查方法是嘱患者上下肢依次做各关节伸、屈运动，并对抗检查者所给的阻力，观察肌力是否正常、减退或瘫痪，并注意瘫痪部位。常用的徒手肌力检查方法的分级标准见表（表 5-1-1）。

【护考提示】　肌力的 MMT 分级方法

表 5-1-1　MMT 肌力分级

分级	表现
5 级	能对抗的阻力与正常相应肌肉的相同，且能做全范围的活动
5⁻ 级	能对抗的阻力与 5 级相同，但活动范围小于 100% 而大于 50%
4⁺ 级	在活动的初、中期能对抗的阻力与 4 级相同，但在末期能对抗 5 级的阻力
4 级	能对抗阻力，但其大小达不到 5 级的水平
4⁻ 级	能对抗的阻力与 4 级相同，但活动范围小于 100% 而大于 50%
3⁺ 级	能抗重力做全关节活动范围的活动，并能在运动末期对抗一定的阻力
3 级	能做抗重力运动，且能完成 100% 的范围，但不能对抗任何阻力
3⁻ 级	能做抗重力运动，但活动范围小于 100% 而大于 50%
2⁺ 级	能做抗重力运动，但活动范围小于 50%
2 级	不能抗重力，但在消除重力影响后能做全关节活动范围的活动
2⁻ 级	即使在消除重力影响下能活动，但活动范围小于 100% 而大于 50%
1 级	触诊能发现有肌肉收缩，但不能引起任何关节活动
0 级	无任何肌肉收缩迹象

3. 言语功能评定　脑卒中患者常发生言语障碍，表现为似乎失去语言或语言功能不能发挥的状态。言语障碍包括失语症、构音障碍。

4. 吞咽功能评定　吞咽功能障碍是因临床上诸多疾病引起患者进食时的不便，或者会因食物误入肺部而引起吸入性肺炎。

5. 感觉功能评定　多表现为浅感觉、深感觉和复合感觉减退或丧失，也可出现感觉过敏或异常感觉，有时可出现剧烈疼痛。

6. 认知功能评定　评估患者的意识状态及对事物的注意、识别、记忆、理解和思维的执行能力是否出现障碍。

7. 心理评定　各类心理评定可应用于康复的各个时期。

8. 日常生活能力评定　人们在日常生活中，为了照料自己的衣、食、住、行，保持个人卫生整洁和进行独立的社区活动所必需的一系列的基本活动。

三、康复治疗与护理措施

脑卒中的康复应从急性期开始。一般在患者生命体征稳定、神经功能缺损症状不再发展后 48 h 开始康复治疗。蛛网膜下腔出血（尤其是未行手术治疗者）和脑栓塞患者由于近期再发的可能性大，应该注意观察，谨慎进行康复训练。在脑栓塞患者进行康复训练前需查明栓塞来源并给予相应处理，较稳妥的做法是向患者及家属交代有关事宜，特别是告知可能发生的意外情况，签署知情同意书后再开始康复治疗。

（一）软瘫期的康复护理

软瘫期是指发病开始 2～4 周（脑出血 2～3 周，脑梗死 1～2 周），患者在接受神经内科常规治疗的同时，生命体征稳定后 1 周内应尽快开展康复治疗，以物理治疗为主。本期康复治疗的重点是通过联合反应、原始反射、共同运动、姿势反射等手段，促进肩胛带和骨盆带的功能部分恢复。

知识拓展

康复目标

防治并发症(如压疮、肺炎、尿路感染、肩手综合征等)、失用综合征(如骨质疏松、肌肉萎缩、关节挛缩等)和误用综合征(如关节肌肉损伤和痉挛加重等);从床上被动活动尽快过渡到主动运动;独立完成仰卧位到床边坐位的转换;初步达到Ⅰ～Ⅱ级坐位平衡;调控心理状态,争取患者配合治疗;开始床上生活自理训练,改善床上生活自理能力。

主要康复治疗护理措施有保持良姿位、关节活动度训练、神经促进技术、物理治疗、作业治疗技术及心理疏导等。

1. 良姿位的保持 良姿位摆放是指为防止或对抗痉挛姿势的出现,保护肩关节及早期诱发分离运动而设计的一种治疗体位。

2. 肢体被动活动 肢体被动活动可以预防关节活动受限,促进肢体血液循环和增强感觉输入的作用,还能预防压疮、肌肉萎缩、关节挛缩、关节疼痛和心、肺、泌尿系统及胃肠道并发症的发生等,但是需要遵循一定的原则,具体有以下几项。

(1) 整体观念:关节的训练,不仅是患侧,健侧各关节活动度的维持也非常重要。

(2) 循序渐进:在不产生疼痛、各关节正常生理活动范围内,慢慢扩大各关节活动的范围。

(3) 主动运动与被动运动相结合。

(4) 频率与频度:各关节根据每个活动方向运动,每次至少 10 下,每日 2～3 次;动作应缓慢有节奏,避免使用暴力。

(5) 注意事项:如果出现疼痛或者痉挛严重时,可用热水袋或冰水混合敷等做镇痛治疗和放松活动,有效后再进行各关节的被动活动训练;已经出现肌腱萎缩的患者,可以轻柔牵伸肌腱;注意保护患肩,防止肩关节半脱位。

知识拓展

皮肤护理

对于那些可能较长时间卧病在床的患者,护理者务必要重视对患者皮肤的保护,预防压疮发生。由于患者长时间卧床产生的压力会使血液循环变得异常缓慢,这样皮肤组织供血较差,皮肤的抵抗力减弱,容易压伤皮肤;不良的搬动或转移方式产生剪力或摩擦力导致皮肤受损,而出现伤口。因此,患者皮肤受损伤的机会很多,应从多方面去帮助患者,患者能坐轮椅的应该尽量少卧床,卧位时应该保持正确的体位,并保证白天每 2 h 翻身 1 次,夜间每 3 h 翻身 1 次,以改变皮肤的接触应力方向;床垫与被褥应该保持干燥、清洁;每天用热毛巾至少给患者擦洗全身一次,在搬动患者时,尽量不要使患者皮肤在床单上摩擦;坐在椅子上时,不管是轮椅还是靠背椅,均应该每 30 min 帮助患者分别抬高两侧臀部,以减轻躯体对臀部的压力;一旦发现皮肤上出现红肿、硬结或擦伤,应该进行相应的处理。

3. 体位变换 主要是预防压疮和肺部感染。体位变换包括被动、主动向健侧和患侧翻身,主动、被动向健侧和患侧横向移动。当主动变换体位出现时,体位变化的训练开始为进一步坐起打下基础。

4. 桥式运动 目的是训练伸髋,可有效地防止站位时因髋关节不能充分伸展而出现的臀部后突(图 5-1-1)。

(1) 双桥式运动:患者取仰卧位,上肢放于体侧,双腿屈曲,足踏床面,然后将臀部主动抬起,并保持骨盆呈水平位,维持一段时间后慢慢地放下。

(2) 单桥式运动:在患者能较容易地完成双桥式运动后,让患者悬空健腿,仅患腿屈曲,足踏床面抬臀。

（3）动态桥式运动：为了获得下肢内收、外展的控制能力，患者仰卧屈膝，双足踏住床面，双膝平行并拢，健腿保持不动，患腿做交替的幅度较小的内收、外展动作，并学会控制动作的幅度和速度。然后患腿保持中立位，健腿做内收、外展练习。

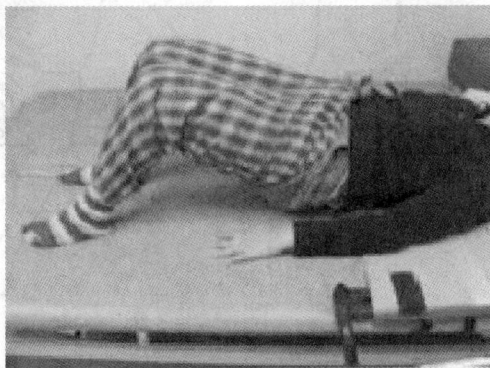

图 5-1-1　桥式运动

（二）痉挛期的康复护理

肢体的痉挛一般在软瘫期 2～3 周后开始出现并逐渐加重，一般持续 3 个月左右。

1. 抗痉挛训练　大部分患者其患侧上肢以屈肌痉挛占优势，下肢以伸肌痉挛占优势。表现为肩胛骨后缩，肩带下垂，肩内收、内旋，肘屈曲，前臂旋前，腕屈曲伴一定的尺侧偏，手指屈曲内收；骨盆旋后并上提，髋伸、内收、内旋，膝伸，足趾屈内翻。抗痉挛训练方法包括以下几个。

（1）卧位抗痉挛训练：采用 Bobath 式握手上举上肢，使患侧肩胛骨向前，患肘伸直。仰卧位时双腿屈曲，Bobath 式握手抱住双膝，将头抬起，前后摆动使下肢更加屈曲。此外，还可以进行桥式运动，也有利于抑制下肢伸肌痉挛。

（2）被动活动肩关节和肩胛带：患者仰卧，以 Bobath 式握手，用健手带动患手上举，伸直和加压患臂。可帮助上肢运动功能的恢复，也可预防肩痛和肩关节挛缩（图 5-1-2）。

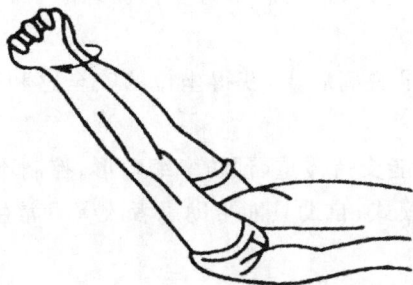

图 5-1-2　肩关节和肩胛带运动

（3）下肢控制能力训练：患者卧床期间进行下肢训练可以改善下肢控制能力，为以后行走训练做准备。

2. 平衡训练　重点进行Ⅲ级坐位平衡训练和Ⅰ、Ⅱ、Ⅲ级立位平衡训练。躯干肌和臀肌恢复较差的患者应增加跪位和爬行位的训练。平衡训练包括坐位平衡训练（图 5-1-3）、坐位时身体重心转移训练、起立训练和站位平衡训练。

3. 患侧下肢支撑训练　当患侧下肢负重能力提高后，就可以开始进行患侧单腿站立训练。患者取站立位，身体重心移向患侧，健手可握一固定扶手以起保护作用，健足从足跟离地到足掌离地，最后到全足离地。

4. 步行训练　一般在患者达到自动态站位平衡以后，患腿持重达体重的 2/3 以上，患肢分离动作充分后，开始步行训练。

5. 上肢控制能力训练　包括臂、肘、腕、手的训练。

Note

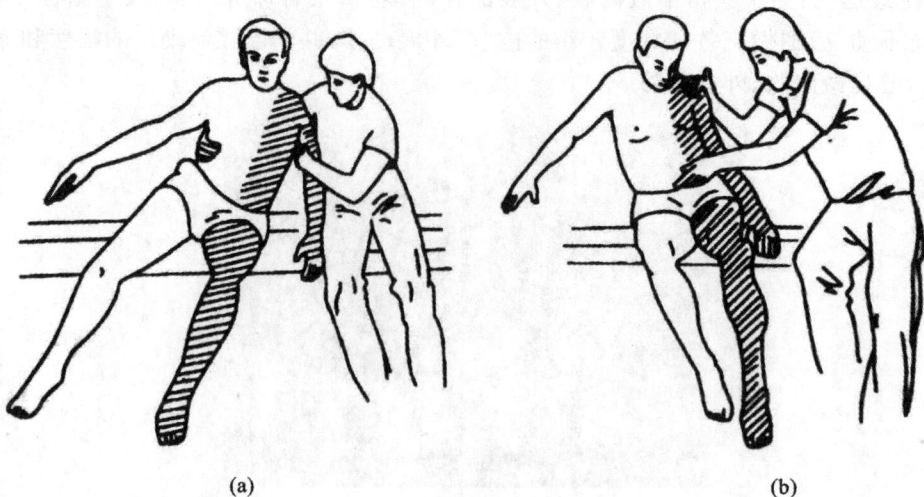

(a)   (b)

图 5-1-3 坐位左右平衡训练

6. 改善手功能训练 患手反复进行放开、抓物和取物训练,纠正错误运动模式。

7. ADL 训练 以提高日常生活活动能力为主,主要进行个人卫生、穿脱衣服、两便处理、坐位与站位转换、步行等训练及支具、矫形器的使用。

(三)后期康复

发病后第 4～6 个月,一些患者仍有痉挛与共同运动,所以部分治疗方法与前期相同。

(四)后遗症期

经过前几期康复治疗,大多数患者 6 个月内神经功能已恢复至较高水平,但是程度不同地留有各种后遗症,如瘫痪、痉挛、挛缩畸形、姿势异常等,还有极少部分患者呈持续软瘫状态。

1. 手杖和步行器的使用 不要过早地使用手杖和步行器,因为可使患者产生依赖,妨碍患者恢复潜能的发挥。恰当地使用手杖和步行器,把它们作为步行训练的一种过渡是可行的。但必须不妨碍患腿潜在功能的发挥,并争取逐渐撤掉。

2. 轮椅的使用 可使患者尽早脱离病床,获得坐位的安全感和手的合适支撑;可使患者的移动简单化;患者可获得更大的独立性。

3. 支具、自助具的使用 支具能支持体重、预防挛缩畸形、控制不随意运动,使站立相对稳定、摆动期容易控制,得到接近正常的步行模式;自助具能帮助患者改善日常生活能力。

四、健康教育

对即将出院的患者进行康复教育和健康指导是一种新的护理模式,通过向患者提供有关疾病的康复知识,达到提高患者自我保健、自我康复意识,预防并发症的目的,它贯穿于现代护理程序的整个过程,体现了以人为本、人文关怀的健康理念。

1. 康复教育原则

(1)教育患者主动参与康复训练,并持之以恒。

(2)指导患者积极配合治疗原发疾病,如高血压、糖尿病、高脂血症、心脏病等。

(3)指导患者有规律地生活,合理饮食,戒烟戒酒、充足睡眠,动静结合,保持大便通畅,鼓励患者日常生活活动自理。

(4)指导患者修身养性,保持情绪稳定,避免不良情绪的刺激,学会辨别和调节自身不良习惯,培养兴趣爱好,如下棋、弹琴、书法、绘画、打太极拳等,唤起他们对生活的兴趣。

(5)争取有效的社会支持,包括家庭、朋友、同事、单位等社会支持。

2. 康复教育方法

(1) 计划性教育:制订教育计划,通过宣传册、健康教育处方和座谈会的方式,耐心地向患者及家属讲解所患疾病的有关知识、危险因素及预防,介绍治疗本病的新药物、新疗法,指导正确服药和进行功能训练等。目的是使教育对象对所患疾病有切合实际的认识和评价,重新树立起病损后的生活和工作目标,为患者重返社会打下基础。

(2) 随机教育:针对患者及家属不同时期的健康问题及心理状态进行非正式的随机教育。可贯穿于晨、晚间护理、巡视病房及护理操作中,也可利用探视时间向患者、亲属讲解脑卒中相关知识。

(3) 交谈答疑式教育:让患者提出心理上的疑点、难点,积极给予回答和解决。

(4) 示范性教育:通过早期给予体位摆放及肢体训练方法,逐渐教会患者及其家属协助,积极进行自我康复训练,经过行为替代适应正常生活,最大限度地发挥潜能。

(5) 出院指导:提供科学的护理和协助锻炼的方法,强调对患者的情感支持,定期随访指导,鼓励职业康复训练,把疾病造成的不利因素降到最低程度。

(6) 患者联谊会:组织同类患者参加患者联谊会,由康复成功者介绍经验,特别是介绍如何配合训练的体会。由于脑卒中患者的康复训练是长期、艰苦的,因而坚持不懈是至关重要的。

(舒成)

第二节 颅脑损伤的康复护理

能力目标

1. 掌握:颅脑损伤的康复护理措施。

2. 熟悉:常用的颅脑损伤后的严重程度评估和分级方法;中、重型颅脑损伤后各个时期的康复目标、康复治疗的内容。

3. 了解:常用认知能力训练的内容。

一、概述

颅脑损伤(traumatic brain injury,TBI)也称脑外伤,是外力作用于头颅引起的损伤。颅脑损伤包括头部软组织损伤、颅骨骨折和脑损伤。其中脑损伤因其伤情复杂、严重,死亡率高,成为常见的致命创伤之一;经过及时抢救治疗,大部分中、重度脑损伤患者虽然能幸存下来,但常遗留不同程度的躯体、智力残疾、心理障碍及残障,最大限度地恢复正常或较正常的生活和劳动能力并参加社会活动,具有很重要的意义。

二、康复评定

颅脑损伤后主要的功能障碍表现为意识障碍、运动功能障碍、记忆和认知障碍、心理精神障碍、言语与吞咽障碍、癫痫等,其中意识障碍的严重程度对预后有着较大的影响。

(一)颅脑损伤后的严重程度评估和分级

国际上普遍采用格拉斯哥昏迷量表(GCS)(表 5-2-1)来判断伤后 24 h 内或连续记忆未恢复以前的脑损伤严重程度。

Note

表 5-2-1　格拉斯哥昏迷量表

内容	标准	评分
睁眼反应	自动睁眼	4
	听到言语、命令时睁眼	3
	刺痛时睁眼	2
	对任何刺激无睁眼	1
言语反应	回答正确	5
	回答错误	4
	用词不适当但尚能理解含义	3
	言语难以理解	2
	无任何言语反应	1
运动反应	能执行简单命令	6
	刺痛时能指出部位	5
	刺痛时肢体能正常回缩	4
	刺痛时躯体出现异常屈曲(去皮层状态)	3
	刺痛时躯体异常伸展(去大脑强直)	2
	对刺痛无任何运动反应	1

总得分：

GCS 计分＝睁眼＋言语＋运动,最高为15分,表示意识正常;最低为3分,表示深昏迷。≤8分表示昏迷;≥9分表示无昏迷,分数越低则意识障碍越重;严重程度分级≤8分表示严重损伤;9～11分表示中度损伤;≥12分表示轻度损伤。

（二）颅脑损伤后的预后评估

对于预后的评估,常用格拉斯哥结局量表(表 5-2-2),亦可根据伤情作一个康复综合评估;由于颅脑损伤病情复杂,因此对结局的评估达不到准确预计,只能是一个大概的猜测。

表 5-2-2　格拉斯哥结局量表

分级	简写	特征
Ⅰ死亡 (death)	D	死亡
Ⅱ持续性植物状态 (persistent vegetation state)	PVS	无意识、无言语、无反应,有心跳呼吸,在睡眠觉醒阶段偶有睁眼,偶有呵欠、吸吮等无意识动作,从行为判断大脑皮质无功。特点:无意识但仍存活
Ⅲ重度残疾 (severe disability)	SD	有意识,但由于精神、躯体残疾或由于精神残疾而躯体尚好而不能自理生活。记忆、注意、思维、言语均有严重残疾,24 h均需他人照顾。有意识但不能独立
Ⅳ中度残疾 (moderate disability)	MD	有记忆、思维、言语障碍、极轻偏瘫、共济失调等,可勉强利用交通工具,在日常生活、家庭中尚能独立,可在庇护性工厂中参加一些工作。特点:残疾,但能独立
Ⅴ恢复良好 (good recovery)	GR	能重新进入正常社交生活,并能恢复工作,但可遗留各种轻的神经学和病理学的缺陷。特点:恢复良好,但仍有缺陷

（三）认知功能的评估

认知是知觉、注意、记忆、思维、言语等心理活动的反应,颅脑损伤后由于脑功能受到影响,患者的认知功能大都会出现或轻或重的障碍。在临床中,我们一般首先用简易的认知功能障碍筛选量表或简易智力状态检查量表(MMSE)来做一个初步的筛查,具体选择可以参考表 5-2-3。

表 5-2-3　认知检查测试

筛查项目	筛查内容
注意力	韦克斯勒成人智力量表中的数字广度试验 视跟踪:形状辨别、删除字母 数和词辨认:听认字母、词辨认、重复数字 声辨认:声认识、在杂音背景中辨认词等
记忆力	韦克斯勒记忆量表 Rivermead 行为记忆试验 记忆单项能力测定
思维力	集中或求同思维的评定 分散或求异思维的评定 多过程思维或推理的评定 归纳推理的评定 演绎推理的评定 思维的单项能力的评定
智力	简易智力状态检查量表 韦克斯勒成人智力量表
认识和失用	躯体辨认测验 忽略专项测验 Ayres 对象背景试验 Goodglass 失用试验 复制图形试验
神经心理学检查	Halstead-Reitan 成套测验

（四）性格、情绪和器质性精神障碍的评估

1. 性格障碍　在颅脑损伤后如果出现持续性的性格紊乱,而且这一情况不论是否在谵妄过程中都会发生。临床的病史、体检和实验室检查都认定颅脑损伤与所表现的症状相关,则可以判定患者存在器质性的性格障碍。

2. 情绪障碍　颅脑损伤后可以出现淡漠、易冲动、抑郁、焦虑、情绪不稳、神经过敏、攻击性、呆傻等情绪障碍,但是其诊断须符合三个条件:①显著和持续的抑郁、振奋或夸张的情绪。②来自病史、体检和实验室检查的证据都足以断定病因与情绪障碍相关。③症状在谵妄和非谵妄状态下都会存在。

3. 精神障碍　颅脑损伤后可以出现谵妄、妄想和幻觉、痴呆等多种精神障碍,临床须依据相应的精神心理评定作出诊断。

（五）言语与吞咽障碍评定

参见本章第一节。

（六）失认和失用障碍评定

参见本章第一节。

（七）运动功能障碍评定

参见本章第一节。

（八）日常生活能力评定

参见本章第一节。

Note

三、康复治疗的护理技术

（一）颅脑损伤康复的原则

（1）颅脑损伤引起的功能障碍是多种多样的,因此康复目标也是多方面的;要根据患者情况因人而异制订治疗计划。

（2）颅脑损伤的康复在有短期计划的同时还要有长期计划。前者在于挽救生命,稳定病情;后者在于针对患者存在的问题,有计划地进行康复治疗,使患者能生活独立,重返家庭和社会。

（3）应重视处理患者在行为、情绪、认知方面的障碍,避免患者可能抗拒、消极地对待康复治疗,或因注意力、记忆力等问题使许多再训练的方法疗效不佳。

> 【护考提示】 康复目标:减少患者的定向障碍和言语错乱,提高记忆力、注意力、思维力、组织和学习能力;最大限度地恢复感觉、运动、认知、语言功能和生活自理能力,提高生存质量。

（4）颅脑损伤的康复常是长期的,预后也是欠佳的,因此必须在每个阶段帮助患者及家庭面对伤病现实、精神和社会能力方面的变化,使之能适应残疾。

（二）轻型颅脑损伤的康复治疗护理措施

轻型颅脑损伤是指格拉斯哥昏迷量表得分在 13～15 分,其可以有头痛、疲劳感、眩晕、遗忘、失眠、复视、耳鸣、耳聋、平衡困难、笨拙等表现,其后遗症往往会迁延数月,甚至几年,成为脑外伤后综合征,即俗称的脑震荡后遗症。

1. 饮食护理 为患者提供含营养成分丰富、清淡易消化的食物,谨防噎食;将部分食物留待患者要求时再给予,避免暴饮暴食,并为患者提供规律的生活和适当的活动来转移其注意力。

2. 睡眠障碍 脑器质性损伤所致精神障碍的患者,可出现睡眠障碍,可以应用几周的最小有效剂量的催眠药,严重的患者则需要接受睡眠心理的专科治疗。

3. 安全护理 为有受伤危险的患者提供安全的治疗环境;为有意识障碍、智能障碍和癫痫发作的患者及年老体弱、动作迟缓、步态不稳的患者设专人护理。为患者提供舒适安静的环境,减少不良刺激,必要时给予药物抑制、保护性约束。

4. 大小便护理 评估大小便形态和排便次数;鼓励便秘、尿潴留患者多做适当的活动以利于肠蠕动,指导和训练患者养成定时排便的习惯。

5. 头痛 在排除器质性问题后,可以应用止痛药,严重者必须接受专门的心理治疗。

（三）中、重型颅脑损伤的康复治疗护理措施

中、重型颅脑损伤伴随的是极高的残疾率,因此是颅脑外伤康复的重点。其康复目标除改善各种功能状况外,更重要的是让患者及其家属能逐步适应残疾的状态,以积极的心态面对未来,回归社会。

1. 急性期康复治疗护理

（1）必要的药物和手术治疗。

（2）支持疗法:给予高蛋白、高热量饮食,提高机体免疫力,促进创伤的恢复及神经组织修复和功能重建。

> 【护考提示】 急性期康复目标:稳定病情,提高其觉醒能力,促进记忆能力恢复,促进运动功能康复,预防并发症。

（3）保持良姿位,尽早进行全关节范围被动活动。

（4）高压氧治疗。

（5）促醒治疗。

2. 恢复期康复治疗护理

（1）运动功能训练:在恢复期,除继续前期的被动关节活动、站立床站立练习等治疗外,还必须强调患者的主动运动,没有患者有意识的主动运动就没有患者运动功能的进步。

（2）记忆能力的康复训练。

①保持和复述:保持和复述是人们日常生活中常用的记忆方法,它可以把需要的短时记忆快速转移

到长期记忆中去,可让患者先看常见的动物或物品的图片,回想记忆后复述出来。

②内部策略:患者利用自身内部完好或损害较轻的功能来代替或帮助有明显缺陷的功能来记住新的信息。

③外部策略:即利用人体外部的辅助物来帮助提示记忆的方法,如笔记本、日历、备忘录、日程安排表等,患者可以通过颜色、标记等方法来提示所要进行的活动。

④综合训练:通过应用记忆训练软件等多种方法来进行综合训练,这也使得综合训练越来越成为记忆训练的主流。

(3)思维能力的训练:思维是一个寻求答案的过程,颅脑损伤后可出现一种或几种能力障碍,会使患者在日常生活中解决问题的能力下降,生活质量受到影响。

3. 后遗症期康复治疗护理措施 中、重型颅脑损伤患者仍遗留有不同程度的功能障碍。这一时期的康复内容包括以下几项。

(1)利用家庭或社区环境继续加强日常生活活动能力的训练,强化患者自我照料生活的能力;逐步与外界社会直接接触。

(2)患者若是青壮年,其中不少在功能康复后尚需重返工作岗位,部分可能要更换工作。应尽可能对患者进行有关工作技能的训练。

(3)有些患者需要应用矫形器改善功能;运动障碍患者可能需要使用各种助行工具、轮椅;自理生活困难者可能需要各种自助具等。

四、健康教育

1. 早期康复介入 颅脑损伤后患者的早期急救、手术治疗及药物治疗,为防止并发症、减少后遗症提供了必要的条件。早期康复不仅可以促使受损的中枢神经系统得到进一步恢复,而且可避免二次残疾。因此,只要病情稳定,应尽早进行康复治疗。

2. 家庭共同参与 颅脑损伤后患者应把康复训练贯穿于家庭日常生活中,保证患者在家庭中得到长期、系统、合理的训练。

3. 防止意外损伤 在训练过程中,陪护人员必须在旁指导,防止意外损伤,训练必须量力而行,防止运动量过大导致虚脱。

4. 心理康复 保持良好的心理,指导家属了解患者心理动态,给予心理支持,最大限度地发挥患者的潜能,提高功能训练水平,改善生活质量。

(舒成)

第三节 脊髓损伤的康复护理

能 力 目 标

1. 掌握:脊髓损伤后的康复护理评估方法。
2. 熟悉:脊髓损伤患者健康教育内容。
3. 了解:脊髓损伤的定义、病因、临床表现。

一、概述

脊髓损伤(spinal cord injury,SCI)是因脊柱骨各种致病因素(外伤、炎症、肿瘤等)引起脊髓的结构

Note

与功能的损害,造成损害平面以下的脊髓神经功能(运动、感觉、括约肌及自主神经功能)的障碍。脊髓损伤的原因是由闭合性钝性外伤引起,脊髓损伤分为外伤性脊髓损伤和非外伤性脊髓损伤。

二、主要功能障碍评定

脊髓损伤导致的功能障碍包括直接功能障碍和间接功能障碍。

1. 直接功能障碍 肢体瘫痪、痉挛和麻痹;感觉障碍;感觉丧失、减退、过敏;膀胱控制障碍;直肠控制障碍;自主神经过反射;性功能和生殖功能障碍;体温调节障碍等。

知识拓展

　　脊髓损伤后病理改变:脊髓损伤后几分钟血管内皮细胞损伤,出现水肿、缺血和继发性损害,12 h后出现巨噬细胞浸润等炎性反应,72 h达到高峰,致使运动神经元坏死、轴突变性和分解。

2. 间接功能障碍 压疮、异位骨化、关节活动障碍或挛缩、肺炎和呼吸障碍、泌尿系统感染、骨质疏松、血栓形成、心理障碍等。

(一) 运动、感觉功能障碍

1. 损伤程度的评定 完全性脊髓损伤表现为损伤平面以下的感觉运动功能完全丧失。包括:颈髓损伤(C1~C8)造成四肢瘫,胸髓损伤(T1以下)造成截瘫。

不完全性损伤可表现为不同的临床综合征。

(1)中央束综合征:常见于颈脊髓血管损伤。血管损伤时脊髓中央先开始发生损害,再向外周扩散。上肢的运动神经偏于脊髓中央,而下肢的运动神经偏脊髓的外周,造成上肢神经受累重于下肢,因此上肢障碍比下肢明显。患者有可能步行,但上肢部分或完全麻痹。

(2)半切综合征:常见于刀伤或枪伤。脊髓只损伤半侧,由于温痛觉神经在脊髓发生交叉,因而造成损伤同侧肢体本体感觉和运动丧失,对侧温痛觉丧失。

(3)前束综合征:脊髓前部损伤,造成损伤平面以下运动和温痛觉丧失,而本体感觉存在。

(4)后束综合征:脊髓后部损伤,造成损伤平面以下本体感觉丧失,而运动和温痛觉存在。

(5)脊髓圆锥综合征:主要为脊髓圆锥损伤,可引起膀胱、肠道和下肢反射消失。偶尔可以保留骶段反射。

(6)马尾综合征:椎管内腰骶神经根损伤,可引起膀胱、肠道及下肢反射消失,马尾的性质实际上是外周神经,因此有可能出现神经再生,而促使神经功能逐步恢复。外周神经的生长速度为1 mm/d,因此马尾损伤后神经功能的恢复有可能需要2年左右的时间。

(7)脊髓休克:暂时性和可逆性脊髓或马尾神经生理功能丧失,可见于只有单纯性压缩性骨折,甚至放射线检查阴性的患者。脊髓并没有机械性压迫,也没有解剖上的损害。另一种假设认为脊髓功能丧失是由于短时间压力波所致。缓慢的恢复过程提示反应性脊髓水肿的消退。此型患者可有反射亢进但没有肌肉痉挛。

2. 神经损伤平面评定 神经平面是指脊髓具有身体双侧正常感觉、运动功能的最低节段。脊髓损伤后感觉和运动平面可以不一致,左右两侧也可能不同。不完全性脊髓损伤患者,应积极采取康复措施,以达到最佳的康复水平。

3. 脊髓损伤程度评定 根据美国脊髓损伤协会(ASIA)的损伤程度量表分级,将损伤程度分为5级(表5-3-1)。

表5-3-1　美国脊髓损伤协会的损伤分级

损伤程度	运动和感觉功能
A—完全性损伤	在骶区节段 S4~S5 无任何感觉或运动功能

损伤程度	运动和感觉功能
B—不完全性损伤	在受损水平以下和骶区节段 S4～S5 有感觉功能,但无运动功能
C—不完全性损伤	在受损水平以下运动功能存在,大多数关键肌的肌力小于 3 级
D—不完全性损伤	在损伤水平以下运动功能存在,大多数关键肌的肌力大于或等于 3 级
E—正常	感觉和运动功能恢复,可有病理反射

（二）循环系统障碍

由于迷走神经从脑干发出,而交感神经的发出水平在 T6 以下,因此 T6 以上的脊髓损伤失去了对交感神经元的兴奋与抑制的控制。这一改变直接影响到心血管系统的调节机制,产生一系列可能的并发症,如心动过缓、直立性低血压、水肿、深静脉血栓形成或栓塞。

（三）自主性神经调节障碍

自主性神经调节障碍包括自主性神经丧失和过度反射,导致突发性严重高血压。控制自主性神经功能障碍是康复治疗的必要前提。

（四）神经源性膀胱

上运动神经源性膀胱发生于颈胸腰髓的损伤患者,而下运动神经源性膀胱发生于骶髓和马尾神经的损伤患者。

（五）神经源性直肠

神经源性直肠主要表现为直肠控制障碍,即神经控制因素导致大便失禁或排便困难的功能状态,但大部分患者临床以便秘的形式表现。

（六）功能恢复预测

脊髓损伤平面与功能预后的关系详见表 5-3-2。

表 5-3-2　脊髓损伤平面与功能预后的关系

损伤平面	最低位有功能肌群	活动能力	生活能力
C1—C4	颈肌	必须依赖膈肌维持呼吸,可用声控方式操纵某些活动	完全依赖
C4	膈肌、斜方肌	需使用电动高靠背轮椅,有时需要辅助呼吸	高度依赖
C5	三角肌、肱二头肌	可用手在平坦路面上驱动电动高靠背轮椅,需要上肢辅助具及特殊推轮	大部依赖
C6	胸大肌、桡侧腕伸肌	可用手驱动轮椅,独立穿上衣,可基本独立完成转移,可自己独立开改装汽车	中度依赖
C7—C8	肱三头肌、桡侧腕屈肌、指深屈肌、手肌	轮椅实用,独立完成床-轮椅、厕所、浴室间转移	大部自理
T1—C6	上部肋间肌、上部背肌群	轮椅独立,用可连腰带的支具扶拐短距离步行	大部自理
T12	腹肌、胸肌、背肌	用长腿支具扶拐步行,长距离步行需用轮椅	基本自理
L4	股四头肌	用短腿支具扶拐步行	基本自理

三、康复护理措施

（一）脊髓损伤早期康复护理

脊髓损伤早期康复中的"早"是指由受伤当日开始。脊髓损伤后,脊柱稳定性受到破坏,各种复合伤也可造成生命指征的不稳定,进行早期康复及护理干预,能抢救患者生命,预防各种早期并发症,最大限度地利用残存功能,尽可能在较短的时间使患者重新开始自理的、创造性的生活,使患者重返社会。

1. 入院时应密切观察患者生命体征的变化　在医生指导下固定损伤部位,尤其是颈椎损伤,必须准备固定围领,在不能明确损伤部位时应按损伤原位固定搬运,一般颈椎搬运应由四人完成(一个人专门固定头部,与身体同时轴向翻身和固定)、胸腰段损伤需要三人同时搬运,运送中要尽量减少颠簸。

2. 手术后　应按照脊柱、脊髓术后常规护理,早期治疗常采用大剂量激素,需注意观察生命体征变化,有无消化道出血,并应动态监测血清电解质变化,出现情况及时汇报给医生进行处理。

3. 正确体位和体位的变化　卧床时的正确体位和体位变化对预防压疮、预防肢体挛缩和畸形、减少痉挛和保持关节活动度、预防脊髓神经的进一步损伤有重要的意义。

(1) 正确的体位:颈椎骨折的患者用颈托或围领固定与制动,呈中立位,防止颈部过仰,也可在颈两侧放置沙袋或小圆枕,以防颈部左右转动加重脊髓神经的损伤。

(2) 体位变换:颈椎术后患者,除有手术内固定和颈部围领固定外,翻身时一定要注意"轴向翻身",头和躯干必须同时翻转,需2～3人同时协助进行,避免扭曲、旋转和拖拉,否则会造成严重后果。鼓励患者进行早期床上活动,定时变换体位:在急性期应每2 h按顺序更换体位一次,在恢复期可以每3～4 h更换体位一次。

(3) 定时减压:根据个体情况选择合适的方法,有条件的话,可使用压强检测系统来评价何种方法更适合。

(4) 控制危险源对预防皮肤损伤:在转移或活动时,注意不要因碰到障碍物而受伤;使用轮椅转身时,足部是身体最突出的部位,需注意防止受伤。

4. 饮食护理　脊髓损伤患者早期因交感神经功能下降,肠蠕动减慢,消化液分泌减少,食欲缺乏、腹胀,应静脉补充营养。待2～3周患者肠蠕动恢复后,可与营养师合作,制订适合患者的食谱,首先要有足够维生素的摄入,也要多吃富含纤维素的食物,有利于大便的排出。

5. 关节活动度训练　关节活动度训练有利于患者保持关节活动度,防止关节畸形,促进肢体血液循环,防止肌肉短缩和挛缩。

6. 直立性低血压　脊髓损伤后,特别是T1以上水平的脊髓损伤后,交感神经功能受到损害。当自身变换体位后,血液因重力作用流向下肢,机体不能通过交感神经反射调节血管张力、增加外周阻力而对血压变化产生相应的反应。临床表现为头晕、眼黑、视物不清,甚至一过性神志丧失。

(1) 直立适应性训练:逐步从卧位转向半卧位或坐位,倾斜的高度每日逐渐增加,从约30°逐渐抬高至约80°,以无头晕等低血压不适症状为度,循序渐进。可在斜床上进行直立训练,应尽早开始,并坚持训练。

(2) 直立性低血压出现时,应立即改变体位至卧床或头低位,症状可立即缓解。

(3) 定期变换体位,对刺激血管收缩反应有重要作用,因此定期逐步抬高床头的训练可缓解直立性低血压。急性稳定期一般开始轮椅活动后,即可逐步适应直立性低血压。

7. 神经源性膀胱训练

8. 神经源性肠道训练

(二) 脊髓损伤中、后期护理

脊髓损伤中、后期指受伤后2～6个月。这个时期患者病情稳定,脊柱骨折已愈合,康复训练进入全面进行阶段,也是为配合患者回归家庭和社会做好准备。

1. 运动功能康复

2. 日常生活自理能力的训练及其护理　各种生活动作均需在指定时间内按阶段完成,一定要从护理角度配合日常活动的完成,这是患者回归家庭和社会的重要前提。

3. 性功能障碍及康复　神经平面与性功能障碍关系密切。

男性性功能障碍:颈髓和胸髓损伤患者多数均可有勃起。具有勃起能力的患者76%在伤后6个月内恢复,其余均在1年内恢复。其中23%可以成功进行性交,10%可以射精,5%具有生育能力。

女性性功能障碍:①生育:脊髓损伤对女性患者的生育无影响,月经一般在1年内恢复正常。②性反应:女性患者在生殖器感觉丧失后,性敏感区趋向于转移到其他部位,仍然可予以刺激产生性高潮。

4. 自助具和双下肢矫形器使用护理 患者在中后期可开始佩戴自助具和下肢矫形器并使用拐杖(腋拐、肘拐),并且及时反映使用过程中出现的各种问题,以便在住院期间及时修正康复方案,不遗留任何问题。

四、健康教育

(1) 教育患者培养良好的心理素质,正确对待目前的残疾状态,充分利用残存功能去代偿致残部分功能,尽最大努力去完成各种生活动作,能利用轮椅、自助具和各种支具等辅助工具,去完成自身尚难完成的动作,能跨越各种障碍成为一个身残志不残、对社会有用的人。

(2) 养成良好的卫生习惯,搞好大、小环境卫生。预防肺部和泌尿系统感染的发生。定期到医院做体格检查,防止主要脏器受到并发症侵袭。

(3) 做到有规律的生活,保持良好的精神状态,利用当地条件、因地制宜地坚持进行康复训练,以充分巩固医院集中康复训练的成果,保持旺盛的体能。

(4) 帮助患者掌握职业技能,培养患者顽强意志及适应社会生存的能力,能真正做到自食其力,残而不废。

(5) 合理膳食,均衡营养,注意每日补充富含维生素、蛋白质、钙的食物,是提高患者体能、抗病能力和身体免疫力的重要环节。

(6) 加强二便管理教育,一定要使患者学会自己处理大、小便,高位截瘫患者应指导患者的家属学会协助患者处理大、小便。

(7) 给予患者性教育,指导患者和家属使用药物和性工具。残疾人的性康复是维系家庭不破裂的重要手段。只有家庭完整、家属支持,残疾患者才会拥有更大的精神支柱,才会勇敢地面对未来。

(舒成)

第四节 脑性瘫痪的康复护理

能力目标

1. 掌握:脑性瘫痪的康复治疗护理措施。
2. 熟悉:脑性瘫痪的健康教育。
3. 了解:脑性瘫痪的概念、病因和分型。

一、概述

脑性瘫痪(cerebral palsy,CP)简称脑瘫。是指自受孕开始至婴儿期非进行性脑损伤和发育缺陷所导致的综合征,主要表现为运动障碍及姿势异常。可伴有不同程度的智力障碍、言语障碍、视听觉障碍、感知觉障碍、癫痫及心理行为异常。脑瘫的最重要致病因素是脑缺氧或脑部血液灌注量不足。

在我国引起脑瘫的主要危险因素有:胎儿发育迟缓、早产儿、低出生体重儿、胎儿宫内窘迫、出生窒息和高胆红素血症。

脑性瘫痪按临床表现分为6型:痉挛型、不随意运动型、强直型、共济失调型、肌张力低下型和混合型。脑性瘫痪按瘫痪部位分为单瘫、双瘫、三肢瘫、偏瘫、四肢瘫。脑性瘫痪根据病情严重程度分为轻度、中度、重度。

康复的基本目标就是应用各种康复技术,对脑瘫患儿进行全面的、多样化的康复治疗和护理,帮助他们获得最大的运动、智力、语言和社会适应能力。

二、主要功能障碍

1. 运动功能障碍及姿势异常　脑瘫患儿的运动发育一般不能达到同龄正常儿童的发育水平,并具有异常的运动模式及异常姿势。

(1)痉挛型:此型在脑瘫患儿中最常见,占60%～70%。痉挛主要表现在髋关节的内收肌群、股四头肌、腘绳肌、小腿三头肌、前臂屈肌等。痉挛症状常在脑瘫患儿用力、激动时加重,安静入睡时减轻。由于下肢关节痉挛,自主运动十分困难;严重者出现肌腱痉挛、关节畸形。

(2)不随意运动型:曾被称为手足徐动型,此型占脑瘫患儿的20%～25%。其病理损害部位为基底核,表现为肢体的不随意动作。在紧张兴奋时,不自主运动增多,安静时消失。此型脑瘫患儿以不自主、无意识运动为主要症状。

(3)强直型:此型占脑瘫患儿的5%左右。病变部位比较广泛,主要表现为锥体外系损伤症状。脑瘫患儿可出现扭转痉挛或强直,肢体无随意运动。腱反射正常,睡眠时肌肉的强直症状消失,常伴有严重智能障碍。

(4)共济失调型:此型较少见,占脑瘫患儿的5%左右,主要病变在小脑。共济失调型表现为平衡失调,肌张力大多低于正常,位置觉与平衡觉丧失,步态不稳,如酒后的醉酒步态、不协调性运动和辨距障碍。

(5)肌张力低下型:此型患儿肌张力显著降低,呈软瘫状。肌肉松软无力,自主动作极少。仰卧时,四肢均外展、外旋,头部偏向一侧,似仰翻的青蛙。俯卧时不能抬头,四肢不能支撑,腹部贴床。由于肌张力低下,易发生吸吮和吞咽运动困难。另外,此类脑瘫患儿呼吸运动比较浅,咳嗽无力,易发生呼吸道堵塞。

(6)混合型:上述两种或两种以上类型的症状体征同时出现于一个脑瘫患儿身上。

2. 伴随障碍　具体表现如下。

(1)语言障碍:1/3～2/3的脑瘫患儿有不同程度的语言障碍。表现为语言发育迟缓,发音困难、构音不清,不能成句说话,不能正确表达,有的脑瘫患儿完全失语。

(2)智能障碍:部分脑瘫患儿伴有不同程度的智能障碍,其中痉挛型四肢瘫痪及强直型脑瘫患儿智能常更差。

(3)视觉障碍:主要表现为内、外斜视,视神经萎缩,动眼神经麻痹,眼球震颤等。

(4)听觉障碍:多为核黄疸引起,部分脑瘫患儿听力减退甚至全聋。

(5)其他感觉和认知功能障碍:脑瘫患儿常有触觉、位置觉、实体觉、两点辨别觉缺失。

(6)癫痫发作:脑瘫患儿中伴随癫痫发作的并不少见,以痉挛性四肢瘫、偏瘫、单肢瘫和伴有智能低下者更为多见。

(7)情绪、行为障碍:脑瘫患儿表现为好哭、任性、固执、孤僻、脾气古怪、易于激动、情绪不稳定、注意力分散等。

(8)其他:多数脑瘫患儿生长发育落后,营养不良,且免疫力低下,易患呼吸道感染等疾病。

三、康复治疗护理措施

脑瘫的康复治疗护理原则是遵循早发现、早诊断、早治疗。婴幼儿时期脑代偿性和可塑性强,是学习的最佳时期。应对脑瘫患儿进行全面系统的综合康复治疗,减轻致残因素造成的障碍,尽最大努力改善脑瘫患儿的各种功能,以全面提高其生活质量。

(一)康复护理目标

在身体现有条件下,改善脑瘫患儿运动功能,提高生活自理能力、交流能力和社会适应能力,使其最大限度地接近或达到正常生活。

（二）康复治疗方法

1. 早期干预治疗 早期干预治疗是建立在小儿神经发育学和运动神经生理学基础上的神经生理学疗法,主要包括触觉输入、本体感觉输入、前庭感觉输入、视觉输入和听觉输入,按正常儿童生长发育规律进行训练和治疗。

2. 运动疗法 除了传统的增强肌力、维持关节活动范围、步行训练等内容外,常用的运动疗法包括Bobath法、Vota法、Rood法、本体感觉神经肌肉促进法、强制性诱导运动疗法、Brunnstrom法、引导式教育和运动再学习法等。目前临床上仍以Bobath法为主,同时借鉴其他方法的长处对脑瘫患儿进行康复治疗。

3. 作业疗法 与运动疗法协同,通过有目的地从日常生活、游戏、学习中选择一些作业进行训练,主要包括手的精细功能训练、日常生活活动能力训练、矫形器和辅助器具的制作及生活环境设施的改造等,以日常生活活动能力训练为主。

4. 言语矫治 早期训练有利于刺激脑瘫患儿语言能力的发展,促进脑瘫患儿言语交流能力的产生和应用。训练时要根据语言能力评定结果,参照正常发育情况循序渐进,且不可急躁。可一对一地训练,亦可集体训练。

5. 物理因子疗法 可用功能性电刺激和生物反馈,来帮助训练特定的肌群。电刺激可改善脑瘫患儿肌力,用低电压、高频率的电刺激来增加血流量和改善肌肉生长和肌力。水疗法有利于脑瘫患儿全身和局部肌肉张力的降低,提高运动功能,有条件的地区,可采用水疗法对脑瘫患儿进行训练。

6. 康复工程器具的护理 矫形器、拐杖、坐姿矫形椅、轮椅、站立架、步行器等的作用是预防和纠正肢体挛缩变形,控制不随意运动,改善坐、站立和步行能力等,对尖足畸形、腕手指畸形进行矫治。行走困难的脑瘫患儿重要的辅助移动工具是轮椅,借助轮椅移动可达到代步的目的。必要时可在轮椅上配备适当的托板及靠垫矫正其异常姿势。拐杖、步行器的应用可使脑瘫患儿身体的支撑面增大、中心摆幅减小、增加身体的稳定性,从而达到辅助站立和行走的目的。

7. 教育康复管理 教育是人生的基础,脑瘫患儿接受教育越早越好。脑瘫患儿应该像其他正常儿童一样接受普通学校义务教育;由于部分脑瘫患儿在运动和智能上受限制,一般学校的环境不适合,应送至特殊学校接受教育,为其将来自立做好准备。同时要对家长进行健康教育,如在意识、知识、训练方法等方面给予指导。

8. 心理康复护理 脑瘫患儿承受着身心双重痛苦,因此康复护士应给予其更多的爱心,对其运动、语言、智力等方面的功能障碍不歧视、不嘲讽,对脑瘫患儿态度和蔼、亲切,耐心细致地照顾脑瘫患儿,让其感受到温暖和关爱。对于脑瘫患儿家长,也要给予充分的理解和支持。

9. 其他康复措施

(1)药物治疗:脑瘫患儿必要时可使用药物配合治疗,但不能替代功能康复治疗。常用的药物有脑神经营养药、肌肉松弛药、多巴胺类药等。

(2)手术治疗:主要用于痉挛型脑瘫患儿。

四、健康教育

1. 做好预防工作,防止脑瘫的发生 积极做好妊娠期、分娩期保健;开展早期产前检查,排除难产因素,进行必要的免疫接种;避免产伤,做好新生儿保健工作,进行新生儿筛查和定期体格检查;做好优生优育的宣传,包括预防脑瘫发生的知识和措施。

2. 早发现、早治疗 先天性脑瘫患儿若能在6～8个月时确诊治疗,将会取得较为满意的效果。对于具有脑瘫高危因素的患儿,应叮嘱家长定期带其到医院检查,一旦出现或怀疑异常表现,须马上到正规医院的康复科进行诊治,治疗越早,效果越好。

3. 脑瘫患儿家长应采取正确的态度面对现实 脑瘫患儿家长常存在以下异常心态:①不适应,情绪低落,甚至抑郁或焦虑;②不以为然,回避现实,甚至隐瞒病情;③乱投医,寄希望于奇迹发生;④甘愿自我牺牲,为照料脑瘫患儿而放弃正常的生活和工作。这些表现均不利于脑瘫患儿的康复和成长。家长应避免过分保护脑瘫患儿,要像对待正常儿童那样对待脑瘫患儿。

4. 正确认识疾病,积极参与治疗 脑瘫患儿应积极采取康复治疗,防止异常表现定型、恶化或出现继发性残疾。家长应理解治疗的目的是使脑瘫患儿尽可能正常化,不一定能达到治愈的标准。脑瘫治疗是一个长期的过程,必须将训练融入日常生活中,反复强化,确保训练量,所以家长的积极参与至关重要。选择在脑瘫患儿愉快、合作时进行训练,这样效果更好。另外家庭训练也节约了费用和时间。

5. 指导家长采用有针对性的训练和照顾方法 指导家长如何控制脑瘫患儿躯干及肢体,并重视脑瘫患儿智力、言语、心理及社会行为等方面的综合训练。训练应不断重复,反复强化。训练目标不能过高,每次应让脑瘫患儿获得成功感。家长应为脑瘫患儿营造一个幸福和谐的家庭环境,使其人格得以正常发展。

6. 治疗、游戏、教育三结合 根据不同年龄脑瘫患儿的心理特点,采用多变化、有趣味性的训练方法,如探索性游戏、操作性游戏等,避免训练单调、乏味。将教育与康复训练互相融合,促进脑瘫患儿自主学习和康复,使其能得到较为完整的学习与发展机会。

(孙学明)

第五节　骨折后的康复护理

能力目标

1. 掌握:骨折的康复治疗与护理措施。
2. 熟悉:骨折的健康教育。
3. 了解:骨折的概念、病因和临床表现。

一、概述

骨折(bone fracture)是指由于各种原因导致骨的连续性发生完全或部分性中断。骨折的原因通常有直接暴力、间接暴力、肌肉拉伤、积累性损伤、骨病等,其中以外伤最为多见。根据骨折部位软组织损伤情况分为开放性骨折和闭合性骨折;根据骨折部位是否容易固定分为稳定性骨折和不稳定性骨折。骨折的主要临床表现为疼痛、肿胀、压痛、骨摩擦音、异常活动等,骨折移位时有畸形,骨折后一般出现局部功能障碍。但骨折的临床表现因其发生部位、损伤程度和是否合并重要器官损伤而有较大差别。骨折的愈合过程分为血肿机化期(2～3 周)、骨痂形成期(4～8 周)、骨性愈合期(8～12 周)、塑形期(2～4年)四个阶段。骨折后患者需复位、固定和进行功能锻炼,其中功能锻炼在促进骨折愈合、减轻和消除骨折后的不良影响方面起着重要的作用。

二、功能评定

1. 肢体长度和周径测量 采用无伸缩尺,以骨性标志为定点测量肢体长度,如下肢取髌上 10 cm,小腿取髌下 10 cm 处测周径,上肢全长度是测量肩峰至中指尖端距离。下肢全长度是测量髂前上棘到内踝的间距,并应与健侧对应位置作对比测量。

2. 肌力、肌耐力的测定 主要采用徒手肌力测定法评定肌力等级及耐力状况。

3. 步态分析 通过步态分析可了解有无异常步态及其性质和程度。

4. 日常生活活动能力评定 应对骨关节损伤患者日常生活活动能力作出全面评定。

5. 影像检查 X 线检查是骨折的常规检查,可了解骨折的类型、移位情况、复位固定和骨折愈合情况等,X 线摄片包括正、侧位和邻近关节,有时还需加摄特定位置或健侧相应部位的对比 X 线片。

6. 其他 必要时应行肌电图、运动诱发电位等检查。

三、康复治疗与护理措施

1. 手和手指的骨折 早期合理使用矫形器,尽早进行作业治疗,以恢复手的精细功能及日常生活活动能力。

2. 前臂骨折 注意前臂的旋转功能练习,应避免因前臂的固定制动而忽略手部的活动,在进行肘关节活动功能训练时应避免暴力及不合理的牵拉而损伤肘关节或导致骨化性肌炎。

3. 肱骨骨折 固定制动期间应重视前臂及手部的运动,尽早活动肩关节,但避免对骨折处施加剪切、扭转等不良应力。

4. 踝关节周围骨折 固定制动期间应抬高患肢,及早在卧位下进行髋、膝关节运动,以减轻下肢水肿,保持关节活动度。

5. 膝关节骨折 已行手术内固定者,应尽早开始接受 CPM 治疗。应鼓励骨折不影响关节面的患者尽早扶拐下地活动,进行患肢部分负重及步行训练。

6. 股骨颈骨折 早期应指导和鼓励患者进行床上运动,练习呼吸体操。注意借助矫形支具,让患者能尽早离床活动。

7. 脊柱骨折 应注意保护脊柱的稳定,避免影响脊髓。单纯性骨折卧床无须固定者,早期应在床上仰卧,使脊柱处于过伸位。没有明显疼痛即可开始四肢运动、呼吸练习、背肌练习,练习中避免脊柱前屈及旋转。在矫形器辅助下,及时指导患者下床进行适当运动。

8. 骨盆骨折 骨折无移位者,无明显疼痛后即可在卧位下进行下肢屈伸及等长收缩练习。对有移位或采用了固定器具的患者,练习进展宜缓慢,若患者有外固定,则需要尽早指导患者做下肢和躯干肌肉的等长收缩;去除外固定后,则应开展下肢关节和躯干全关节活动范围的练习,并进行行走训练。

四、康复教育

(1)注意心理调节:骨关节骨折对患者的躯体和心理都会产生巨大的影响,产生抑郁或焦虑情绪,康复护士应予以充分的理解,积极进行心理疏导,使患者能面对现实,保持乐观情绪,积极配合康复治疗。

(2)教会患者正确的功能锻炼方法:骨折早期应注意固定的稳妥性,肿胀消退和疼痛减轻后再开始运动。运动要循序渐进,持之以恒。遵照康复医师制订的个体化的康复治疗计划进行训练,并取得患者家属的配合,才有可能尽早把肢体的功能恢复到最大限度。

(3)保持非固定关节和肢体的全范围活动:为防止关节囊挛缩、关节液减少、关节粘连,造成关节的活动范围减少,同时也为了使肌肉得到运动,减少肌力的下降和肌肉萎缩,患肢非固定关节和非固定肢体的关节应每天进行 1~3 次全关节各轴向全范围的活动,每次活动 5~10 下。以主动活动为主,如有困难可适当加以助力。

(4)注意劳动保护和交通安全,预防骨折的发生。

(5)合理饮食,加强体育锻炼,增强体质,预防骨质疏松。

(孙学明)

第六节　冠心病的康复护理

能力目标

1. 掌握:冠心病主要康复护理措施。

2．熟悉：冠心病的主要功能障碍及评定。

3．了解：冠心病康复的目标和意义。

一、概述

冠心病是冠状动脉粥样硬化性心脏病（coronary atherosclerotic heart disease，CHD）的简称，也称为缺血性心脏病，是由于冠状动脉粥样硬化，使血管腔狭窄、阻塞，引起心肌缺血、缺氧的心脏病，其基本病变是心肌供血不足。病理生理核心是心肌耗氧和供氧失去平衡。

二、功能评定

冠心病患者主要影响的是患者的体力而不是肢体的功能。造成患者的残疾往往不像瘫痪、截肢这样直观。患者自我感觉的活动无力不一定与实际体力不足相符。冠心病对患者功能的影响可以通过以下方面的评定来衡量。

（一）心血管功能障碍评定

冠心病患者往往减少体力活动，从而降低心血管系统适应性，导致循环功能降低。主要表现在血容量减少，回心血量增加；心脏前负荷增大，心肌耗氧量相对增加；血流较缓慢，血液黏滞性相对增加。

纽约心脏病学会将心功能分为4级：

Ⅰ级，患有心脏病，体力活动不受限。

Ⅱ级，患有心脏病，体力活动稍受限。

Ⅲ级，患有心脏病，体力活动明显受限。

Ⅳ级，患有心脏病，体力活动完全丧失。严重患者休息、卧位下都感到呼吸困难。

【小贴士】美国纽约心脏病协会（NYHA）量化心衰患者的心功能分级标准

心功能——代谢当量（METs）

Ⅰ级：——————————≥7

Ⅱ级：——————————≥5 ＜7

Ⅲ级：——————————≥2 ＜5

Ⅳ级：——————————＜2

（二）呼吸功能障碍

心血管功能障碍可导致肺循环功能障碍，使肺血管和肺泡气体交换的效率降低、吸氧能力下降，诱发或加重缺氧症状。冠心病患者卧床休息，横膈活动降低，发生通气及换气功能障碍。

（三）代谢功能障碍评定

代谢功能障碍主要是脂质代谢和糖代谢障碍，表现为血胆固醇和甘油三酯增高，高密度脂蛋白胆固醇降低。

三、康复治疗与护理措施

根据冠心病康复治疗的特征，国际上将康复治疗分为以下三期。

（一）Ⅰ期康复

Ⅰ期康复指急性阶段住院患者的康复。急性心肌梗死2周以内，冠状动脉分流术和冠状动脉气囊腔内成形术后早期为冠心病Ⅰ期康复。

1．康复目标　争取尽早生活自理、早期离床并尽早出院，并且从监视下的活动过渡到家中无监视和安全的活动。

2．临床应用

（1）适应证：急性心肌梗死后2周以内，生命体征稳定，无明显心绞痛。

（2）禁忌证：不稳定性心绞痛，血流动力学不稳定，包括血压异常、严重心律失常、心衰或心源性休克。

（3）严重合并症：包括体温超过38℃，急性心肌炎或心包炎，未控制的糖尿病、血栓或栓塞；手术切口异常；出现新的心电图心肌缺血改变，患者不理解或康复治疗不合作。

3．康复方案　主要是规定患者每日所做运动的内容（包括日常生活活动练习、大小便处理等），并根据活动时的心率、血压反应和症状改变来调节训练进度。刚开始康复训练时,必须在康复护士监测下执行,配合心电和血压的监护。每一步持续的时间和进展的速度因人而异;心梗面积较大、年纪较长者,进行的速度较慢;心梗面积较小、年纪较轻者,进行的速度较快,依据患者的体力和心理状态,决定下一阶段的治疗。

4. 注意事项 康复程序应根据不同个体的情况进行选择,以循序渐进地增加活动量为原则,胸痛症状一旦消失,生命体征稳定,无合并症时即可开始。如果患者在训练过程中没有不良反应,运动心率增加<10 次/分,次日训练则可以进入下一阶段。运动中心率增加在 20 次/分左右,则需要继续同一级别的运动。运动中心率增加超过 20 次/分,或出现任何不良反应,则应该退回到前一阶段运动,甚至暂时停止运动训练。当患者在心电监护下进行步行,并确认能连续步行 200 m 无症状和无心电图异常,可以安排出院。

（二）Ⅱ期康复

出院后至病程的 12 周左右一般为冠心病Ⅱ期,即恢复初期。心肌梗死瘢痕形成需要 6 周左右的时间,Ⅱ期康复期在心肌瘢痕形成之前,病情仍然有恶化的可能性,因此在此期患者的体力活动要保持适当,逐步过渡到适宜的家庭活动,等待病情完全稳定,准备参加第Ⅲ期康复锻炼。

1. 康复目标 Ⅱ期康复目标主要是保持并进一步改善出院时的心功能水平,逐步使患者生活完全自理,直至恢复正常的社会生活,提高生活质量。逐步恢复一般日常生活活动能力,包括轻度家务劳动、娱乐活动等。运动能力达到 4～6 METs,提高其生活质量。对体力活动没有更高要求的患者可停留在此期。此期在患者的家中完成。

2. 临床应用 适应证:患者运动能力达到 3 METs 以上,病情稳定的心肌梗死患者、冠状动脉分流术后和冠状动脉腔内成形术后患者、劳累性心绞痛患者、心律失常患者。禁忌证:与Ⅰ期相似。

3. 康复方案 包括室内外散步、医疗体操(如降压舒心操、太极拳等)、气功(以静功为主)、家庭卫生、厨房活动、园艺活动或在邻近区域购物、作业治疗。

4. 注意事项 注意循序渐进,禁止过分用力,活动时不可有气喘和疲劳。所有上肢超过心脏平面的活动均为高强度运动;应该避免或减少。任何不适均应暂停运动,及时就诊。

（三）Ⅲ期康复

冠心病的康复重点放在此期,前 2 期的康复治疗目的在于提高患者的日常生活活动能力,为此期康复奠定基础。康复程序一般为 2～3 个月,自我锻炼应该持续终身。

1. 康复目标 此期康复目标是巩固Ⅱ期康复成果,控制危险因素,改善或提高心血管功能和身体活动能力,最大限度地恢复其生活与工作。

2. 临床应用 适应证:病情处于较长期稳定状态,包括陈旧性心肌梗死、稳定型劳力性心绞痛、隐性冠心病、冠状动脉分流术和腔内成形术后、安装起搏器后、心脏移植术后。过去被列为禁忌证的一些情况如病情稳定的心功能减退、室壁瘤等现正在被逐步列入适应证的范畴。

3. 基本原则 个体化、循序渐进、持之以恒、兴趣性、全面性。

4. 康复方案 全面康复方案包括有氧训练、循环抗阻训练、柔韧性训练、医疗体操、作业训练、放松性训练、行为治疗、心理治疗等。

四、康复教育

(1) 合理膳食:应摄入清淡、易消化、低脂低盐饮食,多食富含不饱和脂肪酸的食品,如鱼类;多食富含维生素 C 和粗纤维的新鲜蔬菜和水果;严禁暴食或过饱,以少食多餐为宜。

(2) 预防便秘:食用高纤维素的食物及含果胶多的水果。高纤维素蔬菜有芹菜、竹笋、金针菜、豆芽等。含果胶多的水果有梨、苹果等。

(3) 通过个人或小组形式进行咨询和教育,使患者改变不正确的生活方式,建立健康行为,树立自信心,教会患者处理应激的技巧和放松方法,保持乐观、松弛的精神状态,避免紧张、焦虑、情绪激动或发怒。

（4）以讲座及问答题形式，向患者及家庭介绍心脏结构、功能及其相关冠心病知识，根据患者了解的程度，增加有关方面的教育。

（5）控制高血压、糖尿病、高脂血症和肥胖等冠心病危险因素。

（6）帮助患者戒烟，嘱患者少饮酒、不饮浓咖啡和浓茶，生活规律，保证充足睡眠；注意保暖，预防上呼吸道感染。

（7）冠心病患者家中应备有硝酸甘油等急救药物并随身携带，以便发病时患者或其家属能及时取到并服用，以及培训发病时如何拨打120自救。

（8）合理安排生活和工作，要注意劳逸结合；避免连续做过度繁忙的工作、调整脂肪代谢、防止肥胖等均有裨益，坚持锻炼（做保健操、打太极拳、散步、打乒乓球等）。

（9）定期到医院做健康检查，如有病情变化，及时采取有效的治疗。对于已患冠心病的患者，早期应注意控制病情的发展，积极参加康复治疗。

（舒成）

第七节　慢性阻塞性肺疾病的康复护理

能力目标

1. 掌握：慢性阻塞性肺疾病患者的健康宣教。
2. 熟悉：慢性阻塞性肺疾病缓解期的主要的康复护理措施。
3. 了解：慢性阻塞性肺部疾病的主要功能障碍及评定。

一、概述

慢性阻塞性肺疾病（COPD）表现为气流不完全可逆性受限，并可呈进行性发展的肺部疾病，是由于慢性支气管炎、慢性肺气肿致终末细支气管远端的气道弹性降低，过度膨胀、充气和肺容量增大，并伴有气道壁破坏的病理性疾病。临床症状主要为咳嗽、咳痰、气急、呼吸困难，严重时因缺氧并发呼吸衰竭、肺心病、肺性脑病等。

二、功能评定

COPD随着病程的发展，可引起不同程度的呼吸和运动功能障碍，对呼吸功能的损害表现为远端肺泡持续扩大而回缩障碍，肺泡周围毛细血管网大量破坏，通气与血流比例失调，严重时可出现呼吸功能衰竭和右心功能障碍或至衰竭。

（一）呼吸功能障碍评定

在康复医学日常工作中进行的呼吸功能评定，一般沿用临床常用的评定方法，根据气流受限的严重程度对COPD进行分级，以FEV1占预计值百分比作为气流受限程度的敏感指标，作为COPD分级的依据，COPD可分为1级（轻度）、2级（中度）、3级（重度）、4级（极重度）共四级，标准如下。

1级（轻度）：吸入支气管扩张剂后，FEV1/FVC<70%，FEV1/FEV1≥80%。

2级（中度）：吸入支气管扩张剂后，FEV1/FVC<70%，50%≤FEV1/FEV1<80%。

3级（重度）：吸入支气管扩张剂后，FEV1/FVC<70%，30%≤FEV1/FEV1<50%。

4级（极重度）：吸入支气管扩张剂后，FEV1/FVC<70%，FEV1/FEV1<30%或FEV1/FEV1<50%伴呼吸衰竭。

（二）运动能力障碍评定

计时步行距离测定和定距离步行计时测定:让患者在平地尽最大努力快速步行 6 min(或其他时长,视患者耐受而定),记录其所能行走的最长距离。让患者尽最大努力快速行走 100 m(或其他距离),记录其所能行走的最少时间。对于不能进行活动平板运动试验的患者可采用此步行试验评定,以判断患者的运动能力及运动中发生低氧血症的可能性。

（三）日常生活活动能力障碍评定

COPD 患者日常生活活动能力,根据呼吸困难分级作为病情轻重的指标,呼吸困难可分五级,标准如下。

0 级:除剧烈运动后,不发生明显呼吸困难。

1 级:快走与上缓坡时发生呼吸困难。

2 级:由于呼吸困难,步行速度会较同龄人为慢。

3 级:缓慢步行 100 m 或数分钟会因呼吸困难停下休息。

4 级:因明显呼吸困难而无法离开房间或稍微活动如穿衣即发生呼吸困难。

三、康复治疗与护理措施

（一）一般护理

1. 环境 保持室内合适的温度和湿度,室内定时通风换气,保持空气清新。应具备冬暖夏凉设备,有利于患者疾病恢复。

2. 休息 慢性阻塞性肺疾病患者仅有通气障碍时可适当活动,如散步、慢跑、打太极拳等;若有缺氧和二氧化碳潴留时,应卧床休息,必要时吸氧;呼吸困难时,应取半卧位,以床上活动或被动床边活动为佳。病情缓解后根据病情进行适当活动,循序渐进,避免加重心肺负荷。

3. 饮食 为保持患者良好营养状态,应给予高热量、高蛋白、高维生素、易消化的饮食,以及充足的液体摄入量。

（二）病情观察

观察患者生命体征如神志、呼吸、脉搏、体温、血压、尿量等,询问咳嗽咳痰情况、注意口唇、末指关节等是否出现发绀;观察患者精神状态及二氧化碳潴留表现;观察患者的不良心理状态和情绪变化。

（三）急性加重期的康复护理

COPD 患者往往由于感染或气温突变等诱因进入急性加重期。康复护理措施应不影响临床抢救和不造成病情恶化情况下尽可能早期介入。

【护考提示】 控制性氧疗的定义。

1. 控制性氧疗 无严重并发症的 COPD 患者吸氧治疗状态下一般可达较高的氧合水平($PaO_2>$ 60 mmHg 或 $SaO_2>95\%$)。吸入氧浓度不宜过高(一般以 $25\%\sim30\%$ 为宜),以免因缺氧改善而失去对呼吸中枢的兴奋作用,发生 CO_2 潴留及呼吸性酸中毒。氧疗时注意观察患者神志有无改变,监测血氧饱和度,必要时可复查动脉血气。

2. 排痰 控制炎症、清除分泌物、保持呼吸道通畅。

3. 适当活动 在心肺可耐受情况下,适当进行主动活动,以活动时及活动后不出现明显气急、气促为宜。

（四）稳定期的康复护理措施

COPD 急性症状控制后,无明显禁忌证时应早期开始综合康复锻炼,提高自身肺功能代偿能力,减少急性发作次数,可阻止病情进一步发展,阻止肺功能下降,改善患者活动能力,提高日常生活质量,降低病死率。主要康复护理措施包括以下几项。

1. 呼吸训练

(1) 放松练习：①放松体位训练，如下肢抬高时采取仰卧位或半卧位、前倾坐位和立位等，注意颈部、双肩、髋部、膝关节处等垫柔软枕头或棉被等，放松相关部位肌肉。②肌肉放松训练，依次将颈、肩、面部和腹部的肌肉交替完成紧张与放松，放松时间尽量延长。

(2) 诱导腹式呼吸，常用方法如下：①双手加压法：患者可取卧位或坐位，双手置于上腹部，呼气时手随腹部下沉并施加压力，以增加腹压，从而使膈肌上抬；吸气时腹部对抗施压的手，缓缓隆起。反复锻炼，即可逐渐改善和增加膈肌的活动，还可纠正不正确的腹式呼吸方法。②下胸布带束胸法：患者取坐位，用一宽布带交叉束于下胸部，患者双手抓住布带两头，呼气时收紧布带以增加腹压，吸气时逐渐放松，反复进行。③抬臀呼气法：患者取仰卧位，双足置于床面，呼气时抬高臀部，吸气时还原。利用腹内脏器的重力使膈肌上抬，将膈肌推向胸腔，从而增加潮气量。

2. 促进有效排痰

(1) 湿化气道：适用于痰液黏稠难以咳出者。鼓励患者多饮水，保持气道湿润；雾化吸入可促进恢复或保持支气管内黏液层纤毛的功能。

(2) 咳嗽排痰：有效咳嗽可使痰液顺利排出，减轻肺部感染症状。

(3) 体位引流：适用于呼吸道分泌物过多的患者，利用重力将肺叶内、各肺段的分泌物引流到较大的呼吸道，从而排出。

(4) 胸部叩击和震颤：适用于排痰无力的患者。

3. 增强心功能和恢复活动能力　根据 COPD 患者不同状态采用不同活动强度，制订与之适宜的训练方法。包括全身肌肉和呼吸肌的训练，如步行、上楼梯、上下肢训练等，以改善肌肉代谢、肌力、耐力和气体代谢，提高机体活动能力。

4. 长期家庭氧疗　部分患者回归家庭后可呈现出慢性低氧血症，可每日长时间低浓度吸氧。一般采用鼻导管持续低流量吸氧，每日至少 15 h。维持 PaO_2 在 60 mmHg 以上，既能改善组织缺氧，也可防止因缺氧状态解除而抑制呼吸中枢。氧疗有效的指标为：患者发绀减轻、呼吸困难减轻、呼吸频率减慢、心率减慢、活动耐力增加。

5. 营养　肥胖和消瘦均可影响 COPD 患者的预后情况。应当合理膳食，适当运动，保持正常体重。

6. 提高机体免疫力　适度运动可提高患者机体抵抗力，减轻或逆转 COPD 的发展。常用方法如游泳、散步、慢跑等。

7. 心理护理　指导患者学会肌肉放松、心理减压和控制不良情绪，有助于减轻呼吸困难症状及焦虑抑郁状态。

四、健康教育

预防的关键是戒烟。注意保暖，避免受凉，预防感冒。改善环境卫生，做好个人职业防护，消除及避免粉尘、烟雾和刺激性气体对呼吸道的影响。

1. 氧气的安全使用　长期低流量吸氧（小于 5 L/min）可改善患者呼吸症状，缓解病情的进一步恶化。在氧气使用过程中应注意防止火灾及爆炸，远离火源等。

2. 预防呼吸道感染　注意保暖，预防感冒，适当运动锻炼增强体质，提高免疫力。

3. 戒烟　吸烟可使肺通气功能进行性下降，是 COPD 病因中重要的因素之一。

4. 减少有害粉尘、烟雾或气体吸入　加强宣教和监督，改善工作环境，加强劳动保护。可佩戴口罩以避免或减少吸入和接触有害粉尘、烟雾或气体。

（舒成）

直通护考

参考答案

一、单选题

1. 脑卒中偏瘫功能的评价方法在临床上应用最多的是(　　)。

A. Bobath 法　　　B. Brunnstrom 法　　　C. 上田敏法　　　D. Fugl-Meryer 法

2. Brunnstrom 运动功能恢复分为(　　)阶段。

A. 1　　　　　　B. 2　　　　　　C. 5　　　　　　D. 6

3. 某患者的肌张力明显增加,被动运动困难,用改良 Ashworth 评定为(　　)。

A. 2 级　　　　　B. 3 级　　　　　C. 4 级　　　　　D. 5 级

4. 对不能直接治好的语言障碍患者可采用的方法是(　　)。

A. 代偿策略　　　B. 音调治疗　　　C. 口运动肌训练　　　D. 发音模式再训练

5. 下列不属于良肢体位的是(　　)。

A. 患侧卧位　　　B. 健侧卧位　　　C. 仰卧位　　　D. 体位变换

6. 脑卒中早期患侧卧位的不正确姿势是(　　)。

A. 前臂旋前　　　B. 肘伸直　　　C. 膝下垫软枕　　　D. 手指张开

7. 脑卒中患者尽可能少用(　　)。

A. 患侧卧位　　　B. 健侧卧位　　　C. 仰卧位　　　D. 半卧位

8. 用格拉斯哥昏迷量表(GCS)判断急性颅脑损伤的意识状况,总分 15 分,昏迷的评分标准为(　　)。

A. ≤10 分　　　B. ≤9 分　　　C. ≤8 分　　　D. ≤ 7 分

9. 在颅脑损伤连续记忆恢复后为评估其损伤严重程度应使用的评价法是(　　)。

A. GCS　　　　　B. PTA　　　　　C. GOAT　　　　　D. RLA

10. 确定 C4 平面损伤的关键肌肉是(　　)。

A. 肱三头肌　　　B. 腕伸肌　　　C. 膈肌　　　D. 肱二头肌

11. 脊髓损伤患者发生自主性反射障碍时,其损伤平面一般为(　　)。

A. C5 以上　　　B. C6 以上　　　C. T2 以上　　　D. T6 以上

12. 小儿脑瘫是以(　　)为主要临床表现。

A. 精神发育异常

B. 语言等障碍

C. 中枢神经性运动及姿势异常

D. 感觉异常

E. 癫痫

13. 近年来研究发现(　　)原因是脑瘫最主要的因素。

A. 产前　　　B. 产后　　　C. 产中　　　D. 围生期　　　E. 以上都是

14. 在脑瘫患儿中(　　)是最常见的类型。

A. 手足徐动型　　B. 僵直型　　C. 痉挛型　　D. 共济失调型　　E. 震颤型

15. 骨折的愈合受多种因素影响,但不包括(　　)因素。

A. 年龄　　　B. 营养　　　C. 损伤程度　　　D. 性别　　　E. 康复方法

16. 增强心血管健康的运动是(　　)。

A. 有氧运动　　　B. 协调运动　　　C. 灵活性运动　　　D. 力量性练习

17. 下列各项,属于心脏康复内容中主要组成部分的是(　　)。

A. 心理咨询　　　B. 运动训练　　　C. 医学评估　　　D. 营养咨询

Note

18. 肺气肿的主要症状是(   )。

A. 进行性加重的呼吸困难

B. 慢性咳嗽

C. 咳痰

D. 发绀

19. 最适合 COPD 患者进行坐位康复训练的体位是(   )。

A. 后倾依靠位   B. 前倾依靠位   C. 左依靠位   D. 椅后依靠位

二、多选题

1. 脑卒中急性期康复护理内容有(   )。

A. 保持良姿位

B. 关节活动度训练

C. 神经促进技术

D. 物理治疗

E. 作业治疗

2. 颅脑损伤后下列哪几项是记忆能力训练的内容?(   )

A. 保持与复述   B. 言语记忆法   C. 用笔记本记事

D. 形象记忆法   E. 用秒表估测时间

3. 下列说明脊髓休克已结束的情况是(   )。

A. 球海绵体反射阳性

B. 肛门指诊时可触及括约肌收缩

C. 损伤水平以下出现任何感觉

D. 损伤水平以下肌张力升高

E. 痉挛

4. 无合并症的急性心肌梗死患者,在监护病房适宜做的活动有(   )。

A. 走廊内步行

B. 踏车运动

C. 坐椅子

D. 床上或床边个人卫生运动

E. 四肢被动或主动运动

5. COPD 患者重建腹式呼吸模式的方法有(   )。

A. 双手加压法   B. 下胸布带束胸法   C. 下腹部重物加压法

D. 抬臀呼气法   E. 口吹蜡烛法

第六章　其他病症的康复护理

扫码看 PPT

案例导入

　　患者,男,65岁,因长期卧床,骶尾部皮肤呈紫红色,触之局部有硬结,并在体表有数个大小不等的水疱,请问:

　　1. 该患者出现了什么并发症? 属于哪一期?

　　2. 如何进行康复护理?

第一节　疼　　痛

能力目标

1. **掌握**:疼痛的康复护理方法。
2. **熟悉**:疼痛的康复评定方法。
3. **了解**:疼痛的概念。

一、概述

　　疼痛是个体的身心同时经历的主观感受,是个体的防御功能被破坏所致。1979年国际疼痛研究协会(International Association for the Study of Pain,IASP)对疼痛(pain)进行了定义,即一种令人不快的感觉和情绪上的感受,伴随着现有的或潜在的组织损伤。疼痛包含两重意思,即痛觉和痛反应。痛觉是一种意识现象,属于个人的主观知觉体验,会受到人的心理、性格、经验、情绪和文化背景的影响;痛反应是指机体对疼痛刺激产生的一系列生理病理变化。2002年第十届世界疼痛大会将疼痛列为继体温、脉搏、呼吸、血压之后第五生命体征。

二、疼痛的评定

(一) 通用的疼痛评定法

　　多采用目测类比法(VAS)、数字疼痛评分法(NPRS)、McGill 疼痛问卷法等。

　　1. 目测类比法(VAS)　　在纸上画一条粗直线,通常长度为 10 cm,在线的两端分别附注词汇,一端为"无痛",另一端为"最剧烈的疼痛",患者可根据自己所感受的疼痛程度,在直线上某一点作一记号,以表示疼痛的强度(图 6-1-1)。从起点至记号处的距离长度就是疼痛的量。因刻度较为抽象,较不适合于文化程度较低或认知损害者。

　　2. 数字疼痛评分法(NPRS)　　此方法以 0~10 共 11 个点,表示从无痛到最痛(图 6-1-2),患者根据

無痛   最剧烈的疼痛

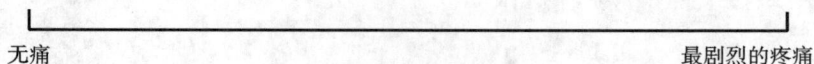

图 6-1-1　目测类比法

自己的疼痛程度打分。此表便于医护人员掌握,容易被患者理解,便于记录。目前是临床上应用较为广泛的量表。但此量表使用时个体随意性较大,尤其是在疼痛管理专业背景不强的环境中应用,有时会出现困难。

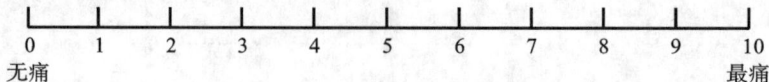

0　1　2　3　4　5　6　7　8　9　10
無痛   最痛

图 6-1-2　数字疼痛评分法

3. McGill 疼痛问卷法　McGill 疼痛问卷是目前较全面的临床疼痛研究问卷。从感觉、情感、评价和其他相关类四个方面因素以及现时疼痛强度进行较全面的评价。

（二）癌痛的五级评定法

根据恶性肿瘤患者应用镇痛剂的种类和方式,将癌痛分为 0～4 级,共 5 级,见表 6-1-1。

表 6-1-1　癌痛五级评定法

级别	应用镇痛剂情况
0 级	不痛
1 级	需非麻醉性镇痛剂
2 级	需口服麻醉剂
3 级	需口服和（或）肌内注射麻醉剂
4 级	需静脉注射麻醉剂

三、疼痛的康复护理

首先应了解疼痛的性质、程度、部位、找出疼痛原因,寻找疼痛的规律,才能正确选择药物或非药物止痛方法,采取相应的措施,减轻或消除疼痛。

（一）非药物性止痛方法

1. 松弛疗法　松弛疗法主要是分散患者的注意力以达到解除疼痛和焦虑的目的。适用于慢性持续性疼痛的患者。常采用的方法有以下几种。

（1）组织活动:针对患者感兴趣的话题轻松愉快地交谈、听音乐、看电视、做游戏、进行体育活动等,有效地转移患者对疼痛的注意力。

（2）有节律地按摩:嘱患者双眼凝视一个定点,引导患者想象物体的大小、形状、颜色等。同时在患者疼痛部位或其他部位的皮肤上做环形按摩。

（3）做深呼吸:指导患者有节奏地深呼吸,用鼻深吸气,然后再慢慢地呼出气体,周而复始。如短暂疼痛时可采用叹气、打呵欠的方法;持续疼痛可采用腹式呼吸,并嘱患者屈膝,放松全身肌肉,闭目缓慢地呼气。

（4）指导想象:引导患者对特定事物的想象而达到特定的正向效果,从而达到松弛、减轻疼痛的效果。如回忆一次有趣的活动、一次难忘的聚会、一次愉快的旅行等。

（5）松弛术:通过锻炼达到放松肌肉,缓解血管痉挛,消除焦虑紧张的情绪。松弛术的机理与瑜伽、气功相似,只是方法更简单。治疗时首先让患者保持一种舒适自然的坐位或卧位,然后令其听从康复治疗师的指令从头到脚依次放松全身肌肉,有时也可以用录音带播放指导语进行引导,继之闭目凝神,驱除杂念,平静呼吸。

2. 心理护理　疼痛是一种主观感觉,受心理因素的影响较大,很多研究证实,心理因素对疼痛性质、程度和反应以及镇痛效果都会产生影响,因此疼痛的心理护理具有重要地位。

(1)建立信赖关系:与患者进行良好的情感沟通,关心、安抚患者,使他们对康复护士产生信赖,并借助情感支持协助其克服疼痛。

(2)尊重患者对疼痛的反应:康复护士应认真倾听患者反应的主诉,并给予理解,鼓励他们表达其对疼痛的感受及对疼痛所作的努力,并帮助他们及家属接受疼痛的行为反应,使之达成对疼痛反应的共识。

(3)介绍有关疼痛的知识:指导患者学习有关疼痛的知识,减轻患者对疼痛的焦虑和其他影响因素,增加安全感。根据患者的情况,选择指导的内容。包括疼痛的机制、疼痛的原因、如何面对疼痛、减轻疼痛的各种措施等。

(4)减轻心理压力:忧伤、紧张、焦虑、恐惧的情绪,均可加重疼痛的程度,疼痛的加剧反过来又影响情绪,形成恶性循环。因此,要关心并经常安慰患者,殷切的关心、体贴及温柔的语言可给患者带来信心和宽慰,可以消除患者的焦虑和恐惧心理,增强对疼痛的耐受性。

(5)分散注意力:分散患者的注意力可以减少其对疼痛的感觉强度,通常采用的方法如下。

①参加活动:组织患者参加有兴趣的活动,如唱歌、游戏、看电视、画画等。对患儿来说,康复护士的爱抚、微笑、有趣的故事、玩具、糖果都能有效地转移注意力。

②听音乐:优美的旋律对降低心率、减轻焦虑和抑郁、缓解疼痛、降低血压等有很好的效果。根据患者性格和喜好的不同,选择不同类型的音乐。

③有节律地按摩:引导患者双眼凝视一个定点,嘱患者想象物体的大小、形状、颜色等。同时在患者疼痛的部位或身体某一部分皮肤上做环形按摩。

④放松-呼吸法:指导患者以一种放松的方式,进行缓慢呼吸。如:用膈式呼吸,每次呼吸时,要让患者注意感觉上部扩展,然后胸部下降,在缓慢呼气之前,先屏气几秒钟后再吐气。膈式呼吸练习应每小时1~2次。

⑤自我催眠法:自我催眠法可以结合放松练习一起进行。在温暖安静的房间里,指导患者取仰卧位,两手放于腹部,开始深呼吸,并注意自己两手的上抬和下降。也可应用想象增加感觉,想象或使用指导录音带保持放松,感觉放松是从胸部开始向下至躯干,从手臂到下肢,并注意缓慢深呼吸的节奏,放松大脑。

⑥想象:治疗性的想象是利用患者对某种特定事物的想象,从而达到特定正向效果。想象的焦点不仅只在对过去愉快事情经历的叙述,而且更需要尽可能把各种知觉与这种经验结合起来,主动去想,使个体感受到目前的行为反应就像这件愉快事情再现一样。

3. 提高舒适度 给患者提供一个宁静优美舒适的居住环境。如定时通风、良好的采光、调试合适的温度、清洁的床单位。适当的身体活动、变换姿势、改变体位等都可以有效缓解疲劳、提高舒适度、减轻疼痛。

4. 物理止痛 物理止痛是应用自然界中及人工的各种物理因子作用于人体,用于治疗和预防疼痛的一系列物理方法。临床上常使用的物理止痛方法有冷疗和湿热疗法、电疗法、光疗法、超声波疗法、磁疗法、医疗体育疗法等,以缓解痉挛、促进局部血液循环、加速致病物质的排出,解除患者的疼痛。如损伤(不严重的)初期(48 h内)使用冷疗,能减轻疼痛,预防和减少出血与肿胀;手术后,尤其是骨科手术后应用冷疗有助于止痛。

5. 中医止痛 中医止痛是通过针灸、推拿、刮痧等传统的中医疗法,刺激人体的经络和腧穴从而起到疏通经络、调和气血、扶正祛邪的作用,达到预防病痛的目的。如偏头痛时可针刺太阳穴、外关穴,达到止痛效果。

6. 联合或交替使用各种止痛方法 如暗示、针刺、艾灸、局部轻揉、冷敷、磁疗、穴位注射、各种理疗等,尽快减轻患者的痛苦,取得患者的信任,使他们能自觉地积极配合治疗与护理。

(二)药物性止痛方法

1. 麻醉性镇痛药 包括吗啡、可待因、哌替啶、芬太尼、盐酸羟考酮控释片、镇痛新、纳洛酮等。此类药物能提高患者的痛阈从而达到减轻或消除疼痛的目的,主要用于疼痛的急性发作和晚期癌症的患者。但该类药具有成瘾性。康复护士要了解患者以前的用药情况,适当限制药物的摄入量,防止药物依赖性的产生。

2. 非麻醉性镇痛药　包括阿司匹林、醋氨酚、保泰松、吲哚美辛、布洛芬、酮咯酸、曲马朵等,具有解热、镇痛、消炎的功效,临床上多用于解除中等程度的疼痛,如肌肉痛、神经痛、关节痛、痛经等。此类药物一般在疼痛发作时应用,康复护士要注意定时定量给药,并注意观察患者用药后的反应。

3. 镇静催眠药　包括苯巴比妥、水合氯醛、地西泮(安定)等。这些药物易产生药物依赖和成瘾,康复护士应掌握用药的时间和药量,观察患者有无成瘾性。

(张智慧)

第二节　关节挛缩

能力目标

1. 掌握:关节挛缩的康复护理方法。
2. 熟悉:关节挛缩的康复分类。
3. 了解:关节挛缩的概念及原因。

一、概述

关节挛缩是各种原因导致的关节周围软组织、韧带和关节囊的病理变化,使关节活动受限的常见病症。导致挛缩的原因多与关节创伤、关节炎、关节制动、关节周围软组织的病变有关,积极防治关节挛缩将有利于患者的功能恢复。

二、关节挛缩分类

形成关节挛缩的原因很多,常可分为以下几种。

1. 关节源性挛缩　关节源性挛缩可直接由关节构成体本身的病变引起,如软骨、滑膜和关节囊,通常这些组织的蜕变、急性损伤、炎症或感染是首发因素。

2. 软组织性挛缩　软组织性挛缩由关节周围软组织、皮肤及皮下组织、肌腱及韧带疾病引起,皮肤烧伤极容易引起挛缩,跨越关节的烧伤,瘢痕形成和瘢痕挛缩是导致关节挛缩的重要因素。腱鞘炎、滑囊炎及韧带的撕裂伤也是引起关节挛缩的常见原因。

3. 肌肉性挛缩　肌肉性挛缩是由肌肉本身(内在的)的疾病或外在的病因引起肌肉的短缩,导致关节的挛缩。肌肉的炎症、蜕变或创伤引起肌肉结构的改变,导致内在性肌肉挛缩,而外在性肌肉挛缩多继发于神经功能障碍,如脑瘫、脑脊髓损伤、制动因素等。

三、关节挛缩的康复护理

(一)体位保持

对于长期卧床不活动的患者,如何保持正确的体位,是预防形成挛缩等并发症的早期康复护理的重要内容。如脑卒中患者的健侧卧位,枕头不宜过高,保持头部在良好舒适的支撑位,在患者胸前放一软枕,使患肩前伸、肘伸直、腕、指关节伸展放在软枕上,患侧下肢屈髋、屈膝位放在身前另一软枕上,并使踝关节置于90°位,以防足下垂和足内翻,健侧下肢自然放置;患侧卧位时,使患肩置于前伸、肘伸直、前臂旋后、手掌朝上、手指伸开位,避免患肩受压和后缩,健侧下肢屈髋、屈膝向前置于软枕上,患侧下肢在后,髋关节、膝关节微屈,踝关节置于90°位,以防足下垂和足内翻。

(二)关节活动度维持训练

1. 缓慢、轻柔的关节活动 因伤病而限制关节活动的患者,主要通过被动、助动和主动关节活动度训练,以保持关节活动范围,改善局部血液循环,防止挛缩形成。训练前要向患者说明治疗目的及需要配合的注意事项,使患者对治疗做好一定的心理准备。在关节活动时,要在不明显增加患者疼痛而使关节活动范围尽可能达到最大状态下缓慢、轻柔地进行,以避免引起新的损伤。活动时间由短到长,活动范围由小到大。

2. 牵伸练习 当出现肌肉紧缩、关节活动范围受限时,还要及时进行牵伸练习。根据病情部位,可选用徒手牵伸,或使用夹板、矫形器、低温热塑材料牵伸,或者通过牵引器械进行重力牵引等方法,以达到改善关节周围软组织伸展性的目的。牵伸时力量要柔和、稳定,应反复多次、持续一定时间,以不引起关节剧烈疼痛为宜。同时,要密切观察患者治疗后的反应,积极主动解答患者提出的疑问,做好护理记录。

(三)热疗

提倡在关节运动和牵伸练习前进行热疗。如水疗、蜡疗、泥疗、超短波等热疗方法作用于局部,以减轻疼痛,改善结缔组织的黏弹性,增加牵伸效果。在热疗中,应经常询问和观察患者反应,特别是治疗部位的温度,以防烫伤。

(张智慧)

第三节 压力性损伤

能力目标

1. 掌握:压力性损伤的康复护理方法。
2. 熟悉:压力性损伤的分期。
3. 了解:压力性损伤的概念及健康教育。

一、概述

压力性损伤是位于骨隆突处、医疗或其他器械下的皮肤和(或)软组织的局部损伤。可表现为完整皮肤或开放性溃疡,可能会伴疼痛感。损伤是由于强烈和(或)长期存在的压力或压力联合剪切力导致。软组织对压力和剪切力的耐受性可能会受到微环境、营养、灌注、合并症以及软组织情况的影响。

二、压力性损伤的分期

1. 1期压力性损伤 指压不变白红斑,皮肤完整。局部皮肤完好,出现压之不变白的红斑,深色皮肤表现可能不同;指压变白红斑或者感觉、皮温、硬度的改变可能比观察到皮肤改变更先出现。此期的颜色改变不包括紫色或栗色变化,因为这些颜色变化提示可能存在深部组织损伤。

2. 2期压力性损伤 部分皮层缺失伴随真皮层暴露。伤口床有活性、呈粉色或红色、湿润,也可表现为完整的或破损的浆液性水疱。脂肪及深部组织未暴露。无肉芽组织、腐肉、焦痂。该期损伤往往是由于骨盆皮肤微环境破坏和受到剪切力,以及足跟受到的剪切力导致。该分期不能用于描述潮湿相关性皮肤损伤,比如失禁性皮炎,皱褶处皮炎,以及医疗黏胶相关性皮肤损伤或者创伤伤口(如皮肤撕脱伤、烧伤、擦伤)。

3. 3期压力性损伤 全层皮肤缺失。常常可见脂肪、肉芽组织和边缘内卷。可见腐肉和(或)焦痂。不同解剖位置的组织损伤的深度存在差异;脂肪丰富的区域会发展成深部伤口。可能会出现潜行或窦道。无筋膜、肌肉、肌腱、韧带、软骨和(或)骨暴露。如果腐肉或焦痂掩盖组织缺损的深度,则为不可分期压力性损伤。

4. 4期压力性损伤 全层皮肤和组织缺失。可见或可直接触及筋膜、肌肉、肌腱、韧带、软骨或骨头。可见腐肉和(或)焦痂。常常会出现边缘内卷,窦道和(或)潜行。不同解剖位置的组织损伤的深度存在差异。如果腐肉或焦痂掩盖组织缺损的深度,则为不可分期压力性损伤。

5. 不可分期 全层皮肤和组织缺失,损伤程度被掩盖。由于被腐肉和(或)焦痂掩盖,不能确认组织缺失的程度。只有去除足够的腐肉和(或)焦痂,才能判断损伤是3期还是4期。缺血肢端或足跟的稳定型焦痂(表现为干燥,紧密黏附,完整无红斑和波动感)不应去除。

6. 深部组织损伤 完整或破损的局部皮肤出现持续的指压不变白的深红色、栗色或紫色,或表皮分离呈现黑色的伤口床或充血水疱。疼痛和温度变化通常先于颜色改变出现。深色皮肤的颜色表现可能不同。这种损伤是由于强烈和(或)长期的压力和剪切力作用于骨骼和肌肉交界面导致。该期伤口可迅速发展暴露组织缺失的实际程度,也可能溶解而不出现组织缺失。如果可见坏死组织、皮下组织、肉芽组织、筋膜、肌肉或其他深层结构,说明这是全皮层的压力性损伤(不可分期、3期或4期)。该分期不可用于描述血管、创伤、神经性伤口或皮肤病。

三、压力性损伤的康复护理

压力性损伤应以预防为主,康复护士要提高预防意识,做好患者及家属对皮肤护理的基本知识教育。

(一)预防措施

预防压力性损伤主要是通过缓解压力对局部组织作用的时间来防止压力性损伤的发生。具体措施如下。

1. 体位变换 解除压迫是预防压力性损伤的主要原则,是治疗压力性损伤的先决条件。尽管各种床垫、坐垫和支具已不断改进,各种翻身床、气垫床的应用已取得较好的效果,但是最基本、最简单有效的预防措施还是康复护士或家属给患者翻身或是患者自己定时变换体位,变换体位可防止患者同一部位受到长时间的持续压力。一般交替地应用仰卧位、侧卧位。体位变换的间隔时间不应超过2 h,必要时每30 min翻身一次,翻身动作应轻柔,不可拖、拉、拽。床铺应保持清洁、干燥、平整、无碎屑。被排泄物污染的床单要及时更换清洗。保持患者皮肤清洁干燥,及时更换汗湿的内衣。在骨突部位垫好软枕,避免压力过于集中。减少骨突出部位的压迫,用软枕、海绵等物品架空骨突出部位。

2. 避免外伤 缺乏神经支配或营养不良时,即使很轻的皮肤损伤也会发生感染,演变成与压力性损伤相似的创面。因此要特别注意清除床面座椅上的异物,还应及时修剪指(趾)甲和清洗甲缝,以免划伤感染皮肤。

3. 加强营养 营养不良的患者,因皮肤对压力损伤的耐受力下降,容易发生压力性损伤,所以要注意增加高蛋白质、高热量、高维生素饮食,防止患者出现贫血和低蛋白血症。

4. 鼓励患者活动 鼓励患者在不影响疾病治疗的情况下,积极活动,防止因长期卧床不动而导致的各种并发症,让患者参与自己力所能及的日常活动,采用动静结合的休息方式。

(二)压力性损伤的护理

压力性损伤发生后应解除局部受压,改善局部血液循环,去除危险因素,避免压力性损伤进展。

1. 1期压力性损伤 此期护理目标是保护皮肤,促进血液循环。护理措施如下。

(1)加强翻身,检测皮肤情况,局部可以不用任何敷料。避免再受压,观察局部发红皮肤颜色消退状况,深色皮肤的患者应观察其局部皮肤颜色与周围皮肤颜色的差异变化。避免发红区皮肤持续受压与受潮湿造成皮肤浸润,发红区皮肤不可加压按摩,应有效改善受压部位的微循环。

(2)减小局部摩擦力,局部皮肤洗净后保持局部干燥清爽。

(3)解除受压。

2. 2期压力性损伤 此期护理目标是促进上皮爬行,保护新生上皮组织。护理措施如下。

(1)小水疱(直径小于1 cm):未破的小水疱要减少和避免摩擦,可以让其自行吸收。

(2)大水疱(直径大于1 cm):局部消毒后,在水疱的最下端用5号小针头穿刺并抽吸出液体,用无菌敷料包扎。敷料3~7日更换一次。如渗液多,敷料已经松动脱落,及时更换敷料。如果水疱破溃,暴露出红色创面,则按浅层溃疡原则处理伤口。

(3)浅层溃疡:用生理盐水清洗伤口,以去除残留在伤口上的表皮破损的组织;使用碘伏消毒周围皮肤,待干;创面可涂湿润烧伤膏,保持创面湿润,去腐生肌。

3. 3期、4期压力性损伤 此期护理目标是清除腐肉,减少无效腔,选择合适的敷料溶痂、清创、促进肉芽生长或植皮保护暴露的骨骼、肌腱或肌肉,控制感染。护理措施如下。

(1)清除坏死组织:3期、4期压力性损伤的创面通常覆盖较多坏死组织,因此,首先应进行伤口创面清创处理。评估患者的全身和局部情况后再决定使用何种清创方法。

(2)控制感染:当伤口存在感染症状时,全身或局部使用抗生素前进行伤口分泌物或组织的细菌培养和药敏实验,根据结果选择合适的抗生素治疗。感染性伤口可选择合适的消毒液清洗伤口,再用生理盐水清洁。

(3)伤口渗液处理:根据伤口愈合不同时期渗液的特点,选择恰当的治疗,也可使用现代医学的负压治疗,主要目的是达到伤口液体平衡,细胞不发生脱水,也不会肿胀。

(4)对大面积深达骨骼的压力性损伤,应配合医生清除坏死组织,植皮修补缺损组织,以缩短压力性损伤病程,减轻患者痛苦。

4. 不可分期 此期护理目标是清除焦痂和腐肉。护理措施有完全减压、生理盐水清洗伤口、外科清创。

5. 深部组织损伤 此期护理目标是保护皮肤,观察发展趋势。护理措施如下。

(1)完全减压:解除局部皮肤的压力与剪切力,减少局部的摩擦力。同时,密切观察局部皮肤的颜色变化,有无水疱、焦痂形成。

(2)伤口处理:局部皮肤完整时可给予红花油外涂,不可按摩,减少摩擦。如出现水疱可按2期压力性损伤处理。

(3)密切观察发展趋势:恶化者按3期、4期治疗原则处理。如果局部形成薄的焦痂,可按焦痂伤口处理。如发生较多坏死组织,则进行伤口清创,按3期、4期压力性损伤处理。

四、健康教育

康复护士应向患者及家属讲解保持皮肤清洁的重要性,介绍压力性损伤产生的原因、好发部位、临床表现、预防措施和护理要点,指导家属学会床上擦浴、翻身、按摩等预防压力性损伤的技能,保持患者及床褥的清洁卫生。使患者及家属重视并参与到压力性损伤的早期预防和护理中来,压力性损伤发生后,指导患者和家属积极配合治疗,防止感染及并发症的发生。

(张智慧)

直通护考

一、单选题

1. 关于疼痛的基本概念,以下哪项不正确?( )

A.疼痛是由于机体内外强刺激产生的一种症状

B.疼痛是机体的主观感觉和体征

C.不能单独依赖疼痛出现与否判断机体有无伤害和疾病

D.每个机体对疼痛的感觉和反应差异不大

E.每个机体对疼痛的感觉和反应不同

2. 患者,女,58 岁,诊断为"肩周炎",下列适合该患者的镇痛方法的是(　　)。

A.口服布洛芬

B.湿热敷

C.自控镇痛泵

D.针灸

E.经皮神经电刺激疗法

3. 牵张训练的适应证是(　　)。

A.关节挛缩　　　　B.血肿　　　　　C.急性炎症　　　　D.骨折未愈合　　　E.严重的骨质疏松

4. 发生压疮的最主要原因是(　　)。

A.局部组织长期受压

B.机体营养不良

C.局部皮肤潮湿或受排泄物刺激

D.急性应激因素

E.体温升高

5. 康女士,卧床 4 周。康复护士仔细观察皮肤后,认为是淤血红润期,其典型表现是(　　)。

A.受压皮肤呈紫红色

B.局部皮肤出现红肿热痛

C.局部皮下产生硬结

D.皮肤出现大小不等水疱

E.创面有黄色渗出液

参 考 文 献

CANKAOWENXIAN

[1] 王安民,刘岩峰,王丽华.康复护理[M].武汉:华中科技大学出版社,2012.

[2] 潘敏.康复护理学[M].2版.北京:人民卫生出版社,2011.

[3] 郑彩娥,李秀云.实用康复护理学[M].2版.北京:人民卫生出版社,2018.

[4] 励建安.康复医学[M].北京:人民卫生出版社,2014.

[5] 燕铁斌,尹安春.康复护理学[M].4版.北京:人民卫生出版社,2017.

[6] 刘福青,向燕卿.康复护理[M].北京:高等教育出版社,2013.

[7] 宋玉兰.康复技术专业实训教程[M].北京:军事医学科学出版社,2010.

[8] 石君杰.康复治疗实训教程[M].杭州:浙江大学出版社,2012.

[9] 邱志军,孟晓旭.康复护理[M].3版.北京:科学出版社,2017.

[10] 王玉龙.康复功能评定学[M].3版.北京:人民卫生出版社,2018.

[11] 纪树荣.运动疗法技术学[M].2版.北京:华夏出版社,2011.

[12] 励建安,黄晓琳.康复医学[M].北京:人民卫生出版社,2016.

[13] 王诗忠,张泓.康复评定学[M].北京:人民卫生出版社,2012.

[14] 张玲芝.康复护理学基础[M].北京:人民卫生出版社,2014.

[15] 何建华,才艳红.康复护理学[M].北京:科学技术文献出版社,2017.

[16] 黄学英.康复护理[M].2版.北京:人民卫生出版社,2018.

[17] 孙权,梁娟.康复评定[M].3版.北京:人民卫生出版社,2019.

[18] 张秀花.康复功能评定学实训指导[M].2版.北京:人民卫生出版社,2020.

[19] 蔡文智,马金.康复护理学[M].北京:人民军医出版社,2012.

[20] 章稼,王晓臣.运动治疗技术[M].2版.北京:人民卫生出版社,2014.

[21] 王元姣.康复护理学[M].杭州:浙江大学出版社,2011.

[22] 潘晓彦,刘伟,康复护理学[M].长沙:湖南科技出版社,2013.

[23] 王左生,王丽梅.言语治疗技术[M].2版.北京:人民卫生出版社,2014.